俊秀

青年书系

策划人 郝宁

U0120567

走出
创伤的
阴霾

心理创伤的
形成、疗愈与超越

梁一鸣 / 著

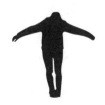

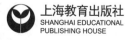

上海教育出版社

SHANGHAI EDUCATIONAL
PUBLISHING HOUSE

序

　　每一个人一生中至少会经历一种创伤，痛苦、愧疚、愤怒、羞耻，这些强烈、消极的情绪与其紧紧捆绑，创伤因而成为很多人不敢面对的话题。但在回避的过程中，创伤会制造阴霾，将人们笼罩其中。

　　如何抚平内心的伤痛，理所应当是心理学需要解答的问题。人们希望能在心理学的引领下，走出阴霾。与此同时，2008 年汶川特大地震发生后，更多的人开始理解心理创伤既可以改变一个人的生命轨迹，又会对整个群体和社会造成深刻的影响。创伤心理学得到充分关注，在创伤心理研究和心理干预方面，皆取得重要进展。

　　这本书结合创伤心理学经典理论和国内外的新兴研究，为读者解读心理创伤的形成、疗愈和超越。希望它能帮助读者了解经历创伤后，当事人身上发生了什么，有哪些表现，什么会被改变。不过，需要提醒的是，经历创伤后，当事人往往会进入易感状态，书中一些描述可能会引发一些痛苦记忆和情绪，在阅读时需要尊重内心的状态，把握阅读节奏，必要时采用书中介绍的自我调适技巧（第八章）。

这本书也介绍了创伤后的积极适应，如何构建心理韧性以抵御创伤的冲击，创伤后如何自我照料，以及如何为创伤人群提供帮助。一旦我们能更合理地看待过往的创伤经历，理解创伤的影响，我们就能汲取力量，愈挫弥坚。

梁一鸣

2023 年 6 月

目录

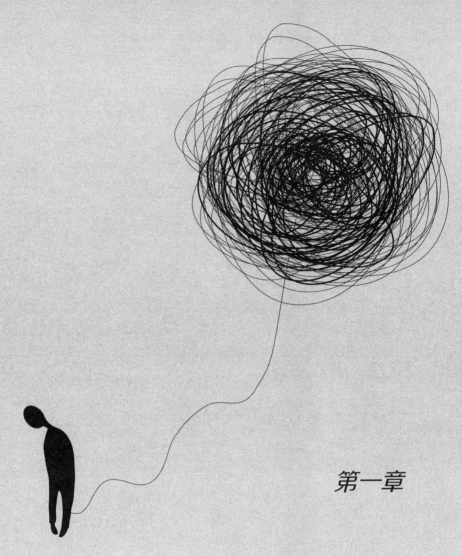

第一章

什么是心理创伤?

创伤心理是心理学领域一个经典而永恒的话题。心理学家弗洛伊德（Sigmund Freud）提出的一系列著名的心理学理论均围绕创伤展开，他尤其关注早年经历（更多的是童年创伤）对毕生的影响。在精神分析治疗中，咨询师也会强调寻找和挖掘来访者的早期创伤经历，开启疗愈之旅。尽管精神分析领域很多不可证伪的理论和观点常被诟病，但在创伤心理学领域，确实已经通过大量科学研究证明了早期创伤经历对毕生的消极影响。

在对创伤心理进行科学解读之前，我们需要了解如何界定创伤事件。

高考是心理创伤吗？

相信很多人都会有这样的经历：明明已经远离高考很久了，甚至已经工作多年，却还会梦回高考考场。在梦中，有人在写高考作文，却怎么也写不完；有人信心满满地来到考场，却发现没有带准考证；有人为匆匆应考而承受很大压力。有人因为高考失利而悲观、沮丧，久久不能平复；有人回想起艰难的备考期，现在还会倒吸一口冷气。需要明确的是，高考失利或艰苦备考可以算作一种广义上的心理创伤，但不能称之为临床上的创伤事件。更贴切地说，高考是一个长期的重大压力事件。

我们先谈谈创伤事件和压力事件（或应激事件）的区别。人们经常会遇到压力事件，在当今的快节奏社会，压力事件在生活中很常见。当然，重大压力事件或者一些极端压力情境出现的频率较低，如高三的学习生活、高考的失利。生活中还有一些影响较大的压力事件，如结束一段感情、失业、重大经济损失。但临床上的创伤事件不是指以上这些"正常"经历，而是指一定会严重影响当事人的人身安全或生命健康的事件。简单而言，创伤事件一定要和死亡相关。美国精神医学学会出版的《精神障碍诊断与统计手册（第五版）》(*The Diagnostic and Statistical Manual of Mental Disorders, Fifth Edition*，简称 DSM-5）明确提出，创伤事件是当事人接触实际的或被威胁的死亡事件，如遭遇自然灾害、出车祸、经历战争、被性侵、被袭击、被抢劫、目睹或亲历凶杀案等。创伤事件发生率较低，往往是突然出现，会引发一系列心理和生理上的反应，导致异常的心理和行为状态。有的创伤事件与特定的工作内容有关，如警察执行任务遇到暴力事件或自杀事件，消防员目睹房屋损毁和民众烧伤，等等。第二章会详细介绍常见的创伤事件类型。

尽管我们希望找到临床上的统一标准来界定创伤，但这种标准只能尽可能统一，因为每个人感知到的事件带来的威胁是不同的。我们可以看几个案例。

被蛇咬是创伤事件吗？ 从对生命的威胁的角度，被毒蛇咬会威胁生命，被无毒的蛇咬则不会。这时，我们判定事件的标准要依据具体情况。一些当事人是极怕蛇的，被蛇咬后不敢再经过草丛，出现"一朝被蛇咬，十年怕井绳"的情况。这时，对当事人来说，被无毒的蛇咬也是创伤事件，因为他们感知到自己的生命受到威胁，会出现一系列创伤后应激症状。

出车祸是创伤事件吗？ 从 DSM-5 的诊断标准到学界的普遍观点，车祸都被视为一种严重的意外，是创伤事件。但有时发生的是轻微车祸，如冬天穿得很厚，当事人被车蹭到后摔倒了，到医院检查后发现并没有受伤。这种轻微的车祸应该被判定为创伤吗？这也要依据当事人的感受。实际上，这是现实中的一个真实案例，当事人是一个上小学的女孩。车祸发生后，这个女孩经常会因噩梦而惊醒，随后大哭，说自己被大卡车撞飞了。每天放学后她不敢独自过马路，一定要有父母陪伴。父母牵着她过马路时，她也会非常小心，要确定汽车离自己很远才愿意通过，否则就会大叫，"妈妈，当心被车撞到"。她已经出现回避、高度警觉等应激症状，且一定程度上影响了生活。这时，依据她的感受，这样的车祸带来可感知的生命威胁，应当被判定为创伤事件。

从以上例子可以看出，临床上判断创伤事件的标准存在模糊的边界，在作判断时往往要结合当事人的感受。也就是说，这种对生命的威胁感是一种主观评价。这里尤其要注意，儿童、青少年对创伤事件的认知和评价与成人不同。例如，上面提到的小女孩遇到的小车祸，对她来说已有较严重的影响。这时，父母和长辈应该肯定她的感受，必要时通过专业的心理咨询帮助孩子调适。不能以成人的视角来判定一个事件是否给孩子造成心理创伤。我们要尊重每个人对事件的不同感受，不要嘲笑他人的害怕和恐慌。

* * *

什么是 DSM 和 ICD？

在这本书中，我们会多次提到 DSM 和 ICD 这两个重要的心理障碍诊断体系，在此，我们先做一个简要介绍。美国精神医学学会出版的《精神障碍诊断与统计手册》通常简称为DSM,它是美国诊断精神疾病最常用的系统,目前也被全球各国的精神卫生和心理健康系统作为诊断的重要参考。其中包含的精神疾病分类及症状描述历经多年的发展,并多次修改。

美国精神医学学会每七年会决定是否需要修订DSM。如果需要,就召集学者和临床专家讨论哪些地方需要修改,这些需要修改的内容会进一步得到审核并获得反馈,最终修订完成后会正式发布并投入使用。在1980年的第三版手册中,创伤后应激障碍第一次被收录。由于创伤后应激障碍在心理障碍中是比较"年轻的",它的症状结构经历了多次讨论和修订,这使得创伤后应激障碍的诊断更精确。当然,每次修订后也会有争论,不过每一次的讨论和修订都是为了保证这些诊断标准能真正帮助创伤后应激障碍患者获得精准的诊断,找到合适的治疗方式。

世界卫生组织也开发了一套可以分类并诊断所有生理和心理障碍的系统,即《国际疾病分类》,简称ICD,经过修改,这个系统已经推进到第11版(ICD-11),在全球被广泛使用。ICD-11中对创伤后应激障碍症状的描述与DSM-5有些许不同,第五章会详细提到。但两个诊断体系都认为,创伤后应激障碍表现了生命中一段被卡住的记忆,它与威胁生命的创伤经历有关,幸存者会出现侵入性症状和回避型症状。

新冠疫情是心理创伤吗？

在介绍了临床上对创伤的界定和分析一些案例后，相信你对创伤的标准已经有一定了解。请你试着分析一下，新冠疫情是心理创伤吗？

这个问题的答案其实比较复杂，需要结合实际情况来判定。因为新冠疫情是一个庞大的应激源，带来复杂的变化。新冠疫情有令人畏惧、迁延冗长、无人幸免和后果严重等特点，在疫情的不同阶段和不同地区对人们的影响也是有差别的。在刚刚流行时，确实有较高的死亡率，这时感染病毒的患者或身处疫区的民众可能感受到病毒对生命的威胁，对当事人来说，新冠疫情就成为创伤事件。

当然，新冠疫情还给很多民众带来社交隔离的不便和工作形态的变化。例如很多人开始居家办公，孩子也要在家线上学习。这种情况下，新冠疫情更应被视为一种长期的、累积性的压力事件，也给人们带来负面影响。

还有一些老年人或有基础疾病的人群，尽管已进入常态化时期，当地的病例并不多，但他们还是十分害怕病毒会威胁自己的生命。这时，站在当事人的角度，新冠疫情也是创伤事件。

共识：心理创伤与死亡紧密相连

总结一下，临床诊断中的创伤事件一定与死亡紧密相连，即接触实际的或被威胁的死亡事件。

它也包括不同形式,如自然灾害、车祸、被性侵、卷入暴力事件等。

此外,对创伤事件的判定需要因人而异,往往要结合当事人对事件威胁感的感知及事件对当事人的影响而定。一定不能以自身的标准判定事件对他人的影响。

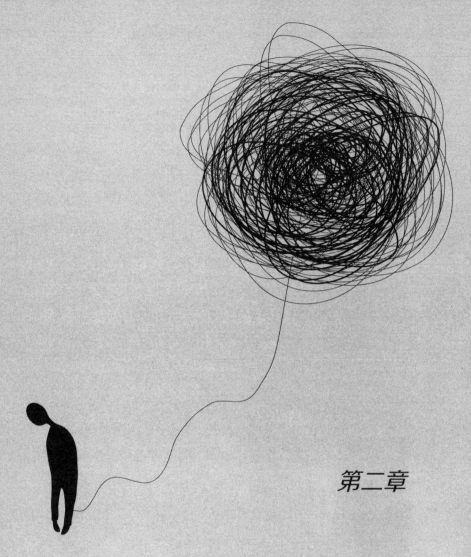

第二章

常见心理创伤的类型

自古以来，人们会根据创伤的来源将创伤划分为天灾与人祸。这是有道理的，常见的心理创伤通常可以根据创伤源分为两大类：灾害与意外伤害类创伤，人为创伤。

灾害与意外伤害类创伤主要包括自然灾难（俗称的"天灾"）、重大突发公共卫生事件、车祸等，其重要特点是偶发性和非人为性。人为创伤主要源于一系列人际暴力，如家庭暴力、性暴力、绑架、社区暴力等。与天灾相反，这类事件的产生源于人的主观意图，创伤形式与内容更复杂，与当事人的生活联系得更紧密。当事人往往会从攻击中感受到明确的恶意，在直面针对自身的威胁、承受更大伤害的同时，丧失对他人的信任和安全感，价值体系也备受冲击。当事人与他人的关系遭到破坏，通过社会支持修复创伤的途径也在一定程度上受阻。因此，通常认为人祸在心理层面造成的伤害更大。

自然灾难：地球的怒吼

人类居住的地球并非一个非常稳定且安全的地方。虽然在大多数的时间里，地理变化似乎在我们的预料之中，但总有一些瞬间发生的自然灾害会提醒我们，我们的家园非常脆弱。自然灾害常常突然发生，让我们措手不及，它们制造的伤害是触目惊心的：短短几分钟内，曾经的高楼变成废墟，欢笑变成哭喊，鲜活的生命变成尸体……地震、泥石流、海啸、龙卷风，都是常见的自然灾害类型。

2008 年发生在四川的汶川特大地震是中国人民印象最深刻的自然灾害之一。这次地震造成严重的伤亡和巨大的经济损失，是中华人民共和国成立以来破坏力最强、涉及面积最广、救灾难度最大的一次地震灾害。根据四川人民出版社 2018 年出版的《汶川特大地震四川抗震救灾志·总述大事记》，截至 2008 年 9 月 25 日，汶川特大地震共造成 69227 人遇难，17923 人失踪，374643 人不同程度受伤，1993.03 万人失去住所，受灾总人口达 4625.6 万人。此次地震导致重大生命伤亡和财产损失、资源与环境的破坏，并给幸存者造成广泛且深远的心理健康问题。灾后的心理援助和创伤心理的发生、发展机制，在汶川特大地震发生后得到国家及国内心理学界的高度重视。可以说，国内对创伤心理学进行系统研究就始于此次地震。

自然灾害类创伤具有四个特点。其一，波及人群广。重大自然灾害往往波及众多人群，幸存者在灾难发生时经历强烈的无助与痛苦，在灾后也容易出现一系列心理症状。根据世界卫生组织的调查，重大自然灾害发生后，20%—40% 的幸存者会出现轻度的心理失调，30%—50% 的幸存者会出现中度至重度的心理失调，而在灾难发生后的一年内，20% 的幸存者会出现较严重的心理疾病，需要长期心理干预。

其二，多种创伤暴露叠加在一起。创伤暴露指一个人直接或间接地暴露于创伤事件中，而自然灾难的幸存者往往经历多种创伤暴露，如目睹房屋损毁和尸体，在灾难中被困，在灾难中受伤（部分甚至致残），以及亲友去世。经历多重创伤暴露者，其灾后的心理适应会更差。

其三，容易诱发谣言的产生与传播。谣言往往在模糊、危险的情境中流传，其原因是它可以帮助人们理解和管理知觉到的风险，尽管它是未经证实的说法。在灾难的高风险背景下，谣言往往高发。民众倾向于在此情境中通过谣言表达内心的震惊和愤怒等负面情绪，从而获得一定的控制感。研究者还发现，灾难发生后，人们极易相信谣言并多次传播。此时人们失去了判断能力，不会调查这些谣言，也没有去证实这些谣言的欲望。在危险和骚乱的处境中，人们也会变得更敏感，因而更愿意传播谣言。汶川特大地震发生后，先后曾有几十条谣言流传，内容包括预报谣言、灾情谣言、灵异谣言、问责谣言等。新冠疫情大流行期间，互联网上也出现了关于疫苗、防治、病毒的众多谣言。这些谣言对全社会产生巨大负面影响。

其四，出现"心理台风眼"效应。如果我问，"灾害之后哪个区域的心理震荡最大？"，大多数朋友会认为是灾害影响最严重的区域。然而，学者们研究此问题后发现了"心理台风眼"效应，即自然灾害的负面影响会随着人际传播，尤其是网络传播媒介迅速介入后，在灾害发生区域以外也产生巨大的心理震荡。李纾等人的系列研究发现，灾后最慌乱的区域往往是周围区域，而不是灾害的中心区域！也就是说，非灾区居民对健康和安全的担忧反而高于灾区居民。随着主观判断所在地灾情严重程度的增加（从非受灾、轻度受灾、中度受灾到重度受灾），民众对健康（如发生大规模传染病的可能性）和安全（如需要采取的避震措施的次数）的担忧反而随之减少。这种社会公众对风险的认知或心理恐慌与受灾中心的关系与气象学中的"台风眼"现象类似，因此被命名为"心理台风眼"效应。

战争创伤：战火的冲击

一群年轻的士兵成为战争英雄凯旋。在盛大的庆典上，欢呼的人群簇拥着他们，美丽的烟花在空中绽放。然而，最关键的主角们却丝毫感受不到喜悦。喧嚣与火光将他们的精神唤回危机四伏的战场，炸响的烟花化作轰鸣的炮火，舞台上升起的烟雾是不熄的硝烟，炫目的表演是枪林弹雨的激战，身边喧嚣的每个人都是敌人。在最荣耀的日子，他们的头脑中却尖叫起警戒的信号，他们不得不时刻绷紧神经，风声鹤唳，不得安宁。这是电影《比利·林恩的中场战事》中的场景，也是战争创伤的典型表现。

在比利·林恩经历的伊拉克战争中，美军参战人数达 19 万，战斗伤亡人数达 5.3 万，亦有 7.2 万美军官兵产生心理创伤，占比 38.8%，19.1% 的官兵出现不同类型的心理问题，如抑郁、酒精依赖、创伤后应激障碍等。伊拉克战争期间，美军中也出现频繁的自杀现象，远高于战前十年的平均值。而在美国历史上持续时间最长的战争——越南战争中，精神疾病导致的非战斗减员达到总减员数的 61%。在 280 万越战老兵中，有 40 万老兵饱受创伤后应激障碍的折磨，因其症状严重，甚至有"越南综合征"的专门描述与命名，引发对战争创伤的关注。战争对亲历者身心的巨大伤害已成为共识。

战争在土地上留下苦难的烙印，也在人们的心中刻下无法愈合的伤痕。对于存活的士兵，即使经过数十年，战场上血肉横飞、生离死别的惨状仍然历历在目。有人无数次从噩梦中惊醒，难以再次入眠，往昔记忆挥之不去，逐渐无法区分现实与幻想；有人时常以为自己身处战场，草木皆兵，暴躁易怒，在高压力下身心耗竭，精神崩溃；有人再也走不出战友和亲人的死亡阴影，只能充满负罪感地活下去，一遍遍质问为什么死去的不是自己……战争创伤伴随他们度过余生，他们内心的一部分被永远困在了战场上，始终阻碍着他们适应新的生活。

战争创伤具有三个特点：其一，极具威胁性的创伤叠加。旷日持久的大规模战争摧毁生命、家园与社会秩序，足以颠覆人们生存的世界，对人类心灵造成的冲击是无比巨大的，具有极强的残酷性、复杂性与威胁性。混乱无序的社会、持续戒备的耗竭、背井离乡的苦楚、前路茫茫的绝望、时刻面临的生命威胁、目睹死亡的恐怖、失去亲友的痛苦、辜负他人的愧疚、杀戮同胞的罪恶感……战争的威胁是高强度且多方面的。经历者暴露在复杂的创伤中，心灵遭受的伤害难以估量。

其二，影响深远。战争持续时间越久，遭受心理创伤的群体范围就越大，创伤程度越深，引发的心理症状越明显。根据世界卫生组织的估计，遭受战争创伤的人中，10% 会出现严重的心理健康问题，另有 10% 会出现影响生活的行为障碍。在经历过战争的平民、难民、士兵和战地记者等群体中，精神障碍的发病率明显上升，创伤后应激障碍与抑郁等精神疾病的各类症状普遍存在。其中，儿童与青少年最脆弱。联合国儿童基金会发现，战争创伤会损害儿童和青少年大脑的正常发育，对其认知、情绪、社交能力与身心健康造成延续终身的不良影响。儿童不仅被战争夺走童年，在恐惧与压力中成长，还将被创伤破坏未来。在战争结束后，创伤后应激障碍的影响往往持续数月甚至数年，在个别患者身上甚至会持续数十年。

其三，心理距离。人类本能地抗拒杀害自己的同类。即使存在使命与信念的支撑，杀戮同类的行为也会给士兵带来强烈的痛苦与负罪感。士兵与攻击目标之间的心理距离越近，造成的心理创伤就越大。心理距离包括物理、情感与文化距离。从拼刺刀的近距离接触到枪械的远程狙击，再到不须目击目标的炮弹轰炸，物理距离的增加削弱了士兵心中攻击对象的存在感，带来的心理压力也随之减弱。而在物理距离较近，或可通过其他媒介目睹受害者的痛苦时，士兵将有条件与目标建立情感联结，缩短情感距离，触发对目标的情感共鸣从而产生创伤。相对地，远距离武器及特殊显示设备的使用能够隔绝具体的人类形象，抑制攻击者的共情，从而降低心理创伤的风险。士兵与敌人的情感距离本身较远，与战友、平民的情感距离更近，目睹后者的伤亡会造成更深刻的冲击。与之类似，交战双方的文化，包括风俗习惯、宗教信仰、社会规范、意识形态等差异越大，即文化距离越远，一方越容易将另一方视为不同群体，排除出"同类"行列，从而减轻实施杀害的心理压力。因此，种族冲突中容易出现骇人听闻的暴行。

性暴力：禁忌的话题

我们生活在谈性色变的文化中。关于性的字眼流传在骂人的粗话、青春期口无遮拦的玩笑与网页的广告弹窗里，却在正式的讨论中销声匿迹。听到有人遭受性侵害的新闻时，为数不少的声音批判受害者"不检点""不自爱"，认为"苍蝇不叮无缝的蛋"，却闭口不谈施害者的暴行。很多人认为，与性沾边就是肮脏的，性教育会带来不好的影响，让下一代对性一无所知才能保持纯洁，将性列为禁忌便能杜绝可能造成的伤害。然而，真的如此吗？实际上，闭目塞听不能减少罪恶，反而会阻断受害者求救的呼声。"他发现社会对性的禁忌感太方便了，强暴一个女生，全世界都觉得是她自己的错，连她自己都觉得是自己的错。"这是《房思琪的初恋乐园》中性侵犯者李国华得意的想法。这部半自传体小说源于作者林奕含的真实经历，高中时期遭受的性侵令她多年承受重性抑郁的折磨，最终在巨大的痛苦中自杀离世。她用泣血的笔，揭开了自己无法愈合的创伤，也展示了笼罩着无数性暴力受害者的巨大阴影。

性暴力包含性骚扰、性侵害、对不能表示同意或拒绝的人进行的性交易以及性剥削。它可以发生在任何时间、地点以及任何年龄的人身上，受害者与施害者的关系不限，具备强迫性，与暴力或权力的威胁密不可分，也并不是单方面"洁身自好"就能避免的事情。我们容易认为，性暴力离我们的日常生活很遥远。其实，性暴力在全球都是极严峻的人际暴力问题。据联合国统计，全球有 35% 的女性遭受过身体或性暴力。美国有记者调查发现，美国每年有近 400 万人遭受性暴力。在北美地区，25% 的女性一生中经历过性骚扰。64% 的英国女性在公共场合经历过性骚扰。2014—2015 年，南非警方接到超过 5.3 万起强奸报案。而在中国，2015 年《大学生性与生殖健康调查报告》显示，35.1% 的受访者遭受过性暴力。同时，仍有许多受害者没有选择报案，或者未能成功立案。由于种种条件限制，强奸是报案率最低的暴力犯罪。超过 85% 的性侵害为熟人作案。约三分之一的施害者会利用社会地位的优势迫使受害者就范，如上司对下属、教师对学生、成年人对未成年人等。美国反性骚扰的"Me Too"运动中，许多名人落马，性暴力中的权力压迫可见一斑。近年来，随着社会的进步与女性意识的觉醒，越来越多的受害者站出来争取自己的权利，针对性暴力的法律法规与性教育也逐步推广，但要真正改变社会对受害者的束缚与污名，帮助受害者走出阴影，仍然任重道远。

性暴力造成的心理创伤内涵复杂且影响深刻。童年遭遇过性暴力的受害者有极高的风险患上复杂性创伤后应激障碍，出现闪回、回避他人、失眠、做噩梦、惊恐发作等症状，同时常出现抑郁、焦虑、酗酒等问题，更有严重者或精神失常，或无法摆脱噩梦，如林奕含一般走向自杀。性暴力的进行伴随着肉体的疼痛与精神的痛苦。受害者被迫感受自己的身体被入侵、被侮辱、不受自己控制引发的恐惧，以及无法反抗带来的无力与屈辱。施害者往往具有权力或力量上的优势，或携带武器、药物，或以受害者的名誉、隐私等为欺骗或威胁的手段，使受害者处于无力或无法反抗的状态。在无法逃离危险、极度恐惧的情况下，受害者的身体只能启动自我保护机制：大脑内掌管恐惧情绪的杏仁核会紧急向脑干发送信号，停止身体的运动，使受害者陷入"紧张性不动"的状态，就如同自然界中小动物的装死行为，身体僵硬，无法动弹，以免遭受更大的伤害。这是意识无法控制的本能反应，88% 的性侵受害者都经历过紧张性不动。

同时，另一种心理保护机制常常发挥作用，即解离——受害者进入精神恍惚的状态，意识与肉体分离，得以暂时麻痹可怕的疼痛与激烈的情绪，麻木地观看自己经历的一切，事后好像不知道发生了什么。这两种反应都以生存为目的，可以持续至暴力行为结束，受害者能够恢复对身体的控制时。遗憾的是，很多人已经遗忘了身体的本能反应，认为文化传统中贞洁、刚烈是美德，就去责备受害者"为什么不反抗？""没有拒绝就是同意"，而受害者也会陷入自责与羞愧，错误地相信自己要为此负责，感受过的疼痛与不良情绪卷土重来。受传统文化的影响，受害者会觉得自己"脏了""不再值得拥有美好的东西"。林奕含借房思琪之口说，那些感觉如同被自己被捅破、被刺杀，心里确确实实有什么东西被捅死了。

性暴力带来的创伤不仅来自性暴力本身，也来自随之而来的消极社会反应造成的二次创伤，后者或许更可怕。如同前文提及的，性暴力事件发生后，随手翻阅各个互联网平台的新闻评论，听一听周遭的流言，你就会发现，关于受害者的污名无处不在。容貌、衣着、职业、行为，甚至微不足道的理由，都能成为羞辱受害者的借口。人们需要相信世界是公正的，只要自己清清白白，坏事就不会落到自己头上，因此受害者一定做错了什么，一定有哪里"不干净"。受害者陷入自我怀疑、自我责备的循环中，更难以鼓起勇气寻求帮助。

联合国针对中国性别暴力和男性气质的定量研究调查报告指出，在遭受性暴力的女性中，仅有 1.7% 的女性向家人寻求帮助，其中又仅有 25% 的女性得到支持，更多得到的是模糊的回应、"不要说出去"、责备或漠不关心。在强调人际和谐的环境中，熟人作案后选择报案也会遭遇无形的阻力。即使立案，受害者也不得不反复详述事情经过，重现自己的噩梦，无异于二次伤害。各国都有这样的情况，女性受害者会再次蒙受羞辱。同时，她们恐惧男性，在缺乏女性警员的前提下，报警时必须面对男性警员陈述也会给她们带来极大的压力。对于男性受害者，由于公众意识中男性很少会受到侵犯，这一行为违背了社会推崇的男性气质，他们受到的伤害容易被忽视与歧视。相比女性受害者，男性受害者更难以表达情绪与获得疏导，90% 的男性受害者终其一生将秘密藏在心里，伤口无法愈合。这些消极的社会反应加深受害者的痛苦，使他们自责和倍感羞耻，产生负面的自我认知与错误的内归因，阻碍他们去表露、求助与获得康复。

丧亲：不可避免的创伤

在人生旅途中，我们挚爱的亲人陪伴我们度过最长的时间，有时又会先我们一步到达终点。生老病死不可避免，一生中总有某个时刻，人们必须面对亲人的离去。对大多数人来说，那会是已然老去的父母静静结束操劳的一生；伴侣或兄弟姐妹的逝去也是常事。但还有许多人要经历白发人送黑发人，或者失去年幼的孩子。丧亲被普遍视为人生中最大的伤痛。与逝去的亲人关系越近，感情越深，随之而来的伤痛就越深刻。极端的悲痛与生活的剧变，会对丧亲者造成巨大的影响。

50%—85% 的丧亲者会在最初几周或几个月内体验到强烈的哀伤情绪，产生各种哀伤反应。他们可能深陷痛苦与失落之中，终日以泪洗面，疲惫却无法入睡；对逝者怀抱强烈的思念，反复回忆、观看照片，在梦境与幻觉中重新见到亲人的身影；对亲人和自己的厄运感到不公平与愤怒，想要质问为什么会发生这样的事；不愿相信亲人已逝，感到一切都那么不真实，现实生活与内心世界都陷入混乱；被无边的孤独包围，整个世界好像只剩下自己一个人，不愿丢弃亲人遗留的物品，又想从空荡荡的家中逃走；害怕过节，在团圆的节日重复体验丧失的哀伤；安全感与对世界的信任好像与亲人一同离去……生活一下变得灰暗，似乎再也不会被点亮，但这些都是正常的感受。

内疚是丧亲者的重要情绪表现。在不可预知的死亡来临前，他们与亲人之间可能发生过不愉快的事，可能没来得及见上最后一面，可能还有很多来不及做的事和说出口的话，然而一切戛然而止。人们很难不去想："如果我那么做了，他/她是否就不会死？""如果我早一点……""如果我能做得更好……"出于对亲人的爱与责任，丧亲者会深深地后悔，有强烈的自责与负罪感。孩子遇害的父母，会悔恨为什么自己没有陪在孩子身边；最后一次交谈是责备对方或吵架的丧亲者，会无法原谅自己。有医生在失去亲人之后感到深深的无力，痛苦地骂自己没用，空有一身医术，却不能挽救最爱的人的生命。严重者可能认为都是自己的错，自己不应该活着，产生自杀的念头，发展出心理障碍。

激烈的情绪不是伤痛唯一的表现，不是只有哭出声才代表痛苦。也有许多丧亲者在一段时期内无法表达悲伤，而是处于麻木的状态，这是一种自我保护机制。过量的负面情感被无意识地压抑、延迟，以防止自我被巨大的哀伤击垮。丧亲者一时间可能什么也感受不到，哭不出来，也流不下一滴眼泪。他们会回避丧亲一事，一如既往地生活，或不知疲倦地工作，消耗自己的精力和转移注意力。但被压抑的情感不会消失，他们仍然会感觉缺少了什么。他们需要时间来接受亲人的死亡，接纳自己的悲伤。影视作品常常刻画这样的丧亲者：在未来的某一天，过着一成不变的生活的丧亲者走在街上，看着路上的孩子与家人玩耍的情景，与逝去亲人有关的美好回忆突然闪现在眼前，汹涌的悲伤此刻袭上心头，丧亲者终于泪如雨下。

尽管并非全部，但时间总能抚平一些伤痛。大部分丧亲者终将接受现实，走出过去，继续生活。如果始终无法接受丧亲的现实，长期无法缓解的哀伤可能发展为延长性哀伤障碍，带来持久的伤害，严重损害丧亲者的社会功能。延长性哀伤障碍的诊断要求哀伤在逝者离去后至少持续 6 个月，常伴随重性抑郁、焦虑、创伤后应激障碍等共病。突发的、无法预料的死亡造成的创伤比自然死亡带来的创伤更深重，也更易引发延长性哀伤障碍。

哀伤与恢复都是丧亲后的必经之路。在经历哀伤、自我疗愈之后，丧亲者也可能获得精神的成长，如更深入地认识和理解生命与死亡，学会独立与承担责任，收获更坚强的自我，同时更珍惜与家人相处的时光，建立更紧密的联系。

童年创伤：用一生治愈童年

"幸运的人一生都被童年治愈，不幸的人用一生治愈童年。"心理学家阿德勒（Alfred Adler）的这句名言，近年来受到越来越多的关注。从精神分析的鼻祖弗洛伊德开始，心理学家一直非常重视童年经历。童年期是一个人身心发育的重要阶段，快速发育的大脑对刺激很敏感，认知、情感、社会交往能力与人格都在逐渐成长。但同时，成长中的孩子十分脆弱，缺乏应对威胁、自我防御的经验与能力，甚至没有足够的语言能力去理解和表达自己遭遇了什么。童年受到的伤害在孩子的心中烙下难以磨灭的伤痕。被殴打，被辱骂，被抛弃，被忽视，被欺凌……童年期创伤会影响孩子的一生，成为未来各种心理障碍乃至精神疾病的根源。已有研究表明，童年期创伤不但破坏一个人的心理安全感与幸福感，使其形成低自尊，难以信任他人，出现行为问题，阻碍人格与社会功能的健康发展，而且可能改变大脑结构，破坏压力调节、情绪调节等能力，对身体健康也会造成潜在的负面影响，各项损伤能够延续至成年。临床研究也发现，童年期创伤是诱发创伤后应激障碍、抑郁症、情绪障碍、躯体化障碍、精神分裂症等精神疾病的重要风险因素，与人格障碍的形成也密切相关。一个人经历的童年期创伤越多，出现心理障碍乃至精神疾病的可能性就越大。

最典型的童年期创伤是来自父母等照料者的虐待以及来自同伴的欺凌。来自父母等照料者的虐待主要包含身体虐待、情感虐待与忽视。身体虐待是故意对儿童的身体施加的暴力伤害，如殴打、扇巴掌、用工具攻击及过度体罚等。传统教育观念相信"棍棒底下出孝子""打是亲，骂是爱"，以暴力规范儿童的行为，却忽视了暴力对儿童的伤害。无论有何目的，儿童都会感受到强烈的痛楚与深深的恐惧。身体虐待往往不是一次性行为，而会反复发生，让孩子的童年笼罩着恐惧与不安。

情感虐待虽不涉及身体接触，却具有更强的羞辱性，包含辱骂、恐吓、贬低、拒绝、剥夺等。家庭与学校常常采用打击式教育，希望督促儿童上进，实际效果却更接近于否定儿童的成就，打击自信心，直接攻击能力、人格、品行的训斥也会使其感到被羞辱。美国儿童虐待专业协会指出，情感虐待将使儿童认为自己是无价值的、多余的、不可爱的和不被需要的。

身体虐待和情感虐待都会严重损伤儿童的自尊，使其心理发展停滞或陷入恶劣心境，引发更多的心理问题。同时，充斥暴力与羞辱的成长环境会使儿童习得错误的人际关系模式，未来可能以相同的方式暴力对待自己的伴侣与子女，使创伤延续到下一代，形成恶性循环。

可以说，虐待是照料者故意、主动地对儿童采取不恰当的行为，忽视则是照料者由于疏忽而没有履行照料儿童的责任，危害儿童的健康或发展，可涉及身体、情感、医疗、教育、安全等各个方面。举个例子：家长故意不给孩子吃饭以惩罚孩子，这是虐待；家长忙于工作，常常忘记回家给孩子做饭，使其吃不上饭，这是忽视。忽视源于无知或疏忽，照料者往往察觉不到这种对儿童的忽视。

相比虐待，忽视的发生更为普遍。城市流动儿童和农村留守儿童是数量庞大的最易被忽视的群体，单亲家庭儿童也较易被忽视。忽视剥夺儿童应得的与外界的交流，制造强烈的孤独与无助，对儿童的认知、社会情感与行为发育产生严重危害，对婴幼儿的身心发育造成毁灭性打击。

欺凌也是当今社会中另一种被高度重视的可导致创伤的现象。欺凌是同伴之间的一种故意、长期、重复的攻击行为，多发生在学生之间。欺凌的方式包括：身体欺凌，如殴打、推搡、抢夺及破坏物品等；言语欺凌，如辱骂、嘲笑、起外号等；关系欺凌，如背后说人坏话，散布谣言，组织社会排斥，等等；利用网络进行的网络欺凌。被欺凌者往往因外表、性格或能力上弱势或不合群而遭受攻击，而非因自身行为激怒了欺凌者。力量占优势的欺凌者常形成小团体，长期、重复地攻击处于弱势的被欺凌者；被欺凌者被孤立与排斥，缺乏力量保护自己。在电影《少年的你》中，女主角陈念便因同情另一位被欺凌者而受到班内小团体的欺凌，在至关重要的高三阶段被撕毁书本，被推下楼梯，被围堵在小巷里殴打、辱骂，被强制剪发，连家庭隐私都在班级群中传播。陈念被折磨得遍体鳞伤，几乎无法坚持上学，而在她之前，上一位被欺凌者已经不堪忍受而选择自杀。

欺凌对于欺凌者与被欺凌者的心理健康都具有极大的危害。研究发现，同伴欺凌经历可以有效预测未来较高水平的抑郁、焦虑、社会退缩、问题行为与自杀意念。被欺凌者的自尊、自我价值及自我效能感降低，而欺凌者会出现更多的违法行为与更差的学业成绩，增加成年后形成反社会人格障碍的风险。

替代性创伤：共情的力量

我们生活在和平的环境中，大部分人一生都不会经历战争、自然灾害、亲人毫无预兆地离世或来自他人的极端暴力行为。这些事件一般通过新闻媒体或他人的经历才被我们了解，但我们不能否认，这些创伤性信息可能给我们留下深刻的印象，无形中改变我们对世界的认识。难道可怕的事必须实打实地落在自己身上，留下流血的伤口，才能成为创伤吗？在新冠疫情期间，大多数人只是感染风险最低的普通民众，自己与身边人都没有被感染，却终日惶惶不安，总是因疫情变化的消息产生难以抑制的焦虑，感到身心俱疲。有人会突然难以自控地感到胸闷或流泪；有人对着食物却难以下咽，夜晚也辗转反侧，无法入睡。一些人在疫情期间产生心理危机，急切又困惑地拨打热线求助：没有什么事真的发生在我身上，可为什么我却感到痛苦？

之所以有这些困扰，并不是他们太脆弱、矫情或无病呻吟，而是他们受疫情影响产生了真实的创伤。即使没有直接遭受伤害或卷入其中，间接接触创伤事件依旧能使人感到不适，产生心理创伤，这被称为替代性创伤。首都医科大学附属医院的刘军认为，替代性创伤是在目击大量残忍、破坏性场景之后，损害程度超过部分人群的心理和耐受极限，从而间接导致的各种心理异常现象。替代性创伤产生的重要来源是创伤事件的间接接触者对受害者产生的共情。

最早在施救者中发现替代性创伤。地震、火灾等灾难的救援人员，医护人员，心理咨询师，志愿者，战地记者……他们见证大量的灾难与伤痛，见证无可挽回的伤痕与死亡。他们与一个个受害者密切接触，近距离目睹其悲痛与绝望。他们也是平凡的人，内心并非刀枪不入，也会恐惧、不安，也会备感震撼、挫败，与受害者感同身受，认识到我们生活的世界并不安全。创伤事件带来的压力会在他们心中逐渐累积，直到超越极限，成为挥之不去的阴影。"9·11"恐怖袭击发生后，在调查中近半数美国公民出现压力症状，而数以万计的救援者与志愿者也暴露在危险中，其中也有近半数人需要持续的心理健康护理。有捡拾死难者遗体的消防员无法从脑海中抹去无数残缺的尸体，即使回到家中与孩子玩耍，也会不由自主地一遍遍回想。这一事件扩大为美国人的集体创伤，这就是替代性创伤的作用。此外，替代性创伤也可以解释暴力事件对目击者的不良影响。例如，即使儿童自身没有遭受伤害，发生在家庭成员之间的暴力行为也会将痛苦感传递给儿童，至亲受伤的残忍画面会给儿童留下难以磨灭的创伤。

　　一方面，高强度的情感交流或单方面接收亲历者的强烈情感，会使人对受害者的痛苦产生共情，共享创伤体验，感其所感，伤其所伤。创伤性信息带来情绪上的冲击，消耗精神的同时也让个人的认知更为局限，难以转移注意力。就像疫情期间，即使知道不断刷新消息只会增加压力，我们还是忍不住频繁看手机，每天都停不下来。持续输入的负面信息使我们更焦虑，陷入恶性循环。另一方面，来自他人、外界的大量创伤信息会成为佐证，影响人们对世界的认识。人们具有这样的基本信念：世界是公正的，自己是不受伤害的，他人是仁慈的。人们不断吸收新的信息，巩固、完善对世界的认识与信念。而替代性创伤的体验使人们认识到世界或人际关系不再安全、可控，冲击对世界的基本信念，也破坏心理安全感，使人们陷入警惕与应激之中。

替代性创伤引发与直接创伤相同的不良症状。创伤后应激障碍中的高警觉、易怒、噩梦、回避经历、睡眠障碍、注意障碍等症状，都已在替代性创伤经历者的身上发现。恐惧、悲伤、愧疚、自责等负面情绪折磨着他们的心，眼中的世界也变得暗淡无光。原有的价值观与人生观被改变，让他们感到悲观、绝望，会怀疑自己的价值，也会难以信任他人与社会，生活方式十分消极。

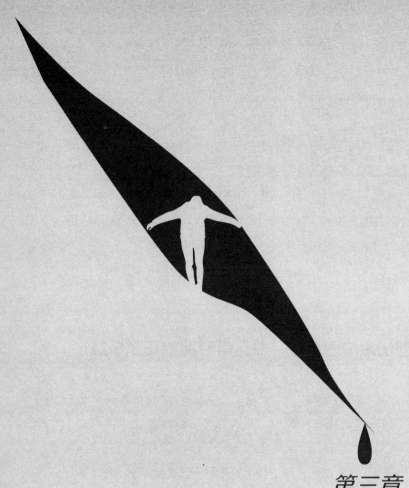

第三章

创伤后的症状表现

心理创伤可能导致人们的精神状态与行为产生一系列令人痛苦的改变。当事人想把不堪回首的经历深深埋藏在心底，再也不想起，但过往的痛苦与恐惧总是不由自主地闯入脑海，挥之不去。当事人如同惊弓之鸟，即使回到安全的环境中，也一刻无法放松，生活中常见的刺激就足以激起创伤的回忆，风声鹤唳，草木皆兵。他们因而极力逃避与之相关的人、事、物，不惜远离人群，放弃曾经热爱的事业，甚至闭门不出，无法正常生活。在旁人眼中，他们性情大变，敏感、易怒。实际上，他们已被创伤后应激障碍折磨得疲惫不堪。

创伤后应激反应：非正常时期的正常反应

人们经历车祸、丧亲、地震、战争等创伤事件后，往往会出现一系列生理或心理上的反应，即创伤后应激反应。创伤事件会击垮人们的安全感和信任感，此时出现恐惧、疏离或麻木的反应是正常的，常见的表现有做噩梦、害怕、止不住回想已发生的事情等。不过，对于大多数人，这些表现的持续时间较短，几天至几周后就会慢慢消失，这是人们自发性恢复的结果。所以，临床工作者常把创伤后应激反应视为非正常时期的正常反应。

如果害怕、疏离等情绪一直没有消散，持续地受困于危机感和痛苦记忆，也就是自发性恢复进程陷入僵局，对创伤的应激反应就转变成创伤后应激症状。当症状的数量及严重程度达到临床上的诊断标准时，就应当考虑当事人患上创伤后应激障碍的可能性。

创伤后应激障碍（post-traumatic stress disorder，简称 PTSD）

是一种个体经历或目睹重大创伤事件一个月后才作出诊断的精神障碍，这种精神障碍往往持续 6 个月以上。其核心体验和决定性特征为：经历创伤后个体产生一种严重的当前威胁感及对现在或不久的将来的危险预感。具体来说，个体会出现对创伤事件的再体验、回避和逃避、高警觉、躯体化、不良情绪和认知等症状。

再体验症状：无法忘却的过往

在经历创伤事件后，创伤记忆会以多种形式入侵当事人的生活，甚至会模糊现实与过往的边界。经历地震的灾民会在反复的噩梦中不断体验失去亲人的悲痛，曾经在战场上英勇作战的士兵会将模糊的罗夏墨迹测验图解读为爆炸了的婴儿，经历过性侵的人会因为痛苦的记忆而害怕正常性行为……这些再体验症状与惨痛的创伤记忆联系在一起，常伴随着强烈的恐惧，甚至会带来与创伤事件发生时相同程度的糟糕体验。严重的创伤后应激障碍患者出现再体验症状的频率很高，他们一直被创伤阴影笼罩，时常处于焦虑、恐惧、无助中，最终失去正常生活和工作的能力。

根据 DSM-5 中的诊断标准，再体验症状有以下几种：

- 有关创伤事件的反复、非自愿和侵入性的痛苦记忆；
- 反复做内容和 / 或情感与创伤事件相关的痛苦的梦；
- 分离性反应（如闪回），个体的感觉或举动好像创伤事件重复出现（这种反应可能连续出现，最极端的表现是对目前的环境完全丧失意识）；

- 接触象征或类似创伤事件某方面的内在或外在线索时，产生强烈或持久的心理痛苦；
- 对象征或类似创伤事件某方面的内在或外在线索产生明显的生理反应（例如，头痛、肚子疼）。

创伤后应激障碍诊断标准中的再体验症状涉及感觉、情绪、行为和生理等多个方面。在诊断标准中，侵入性记忆（又称闯入性记忆）有非自主性、侵入性和痛苦性等重要特征，它的出现往往是不可预测、不可控制、不可抵抗的。许多创伤后应激障碍患者表示："我努力想忘掉过去，摆脱可怕的回忆和感受，但过往经历总会找到我。"经历创伤的人不知道自己何时何地会被相关线索再次拉回创伤情景中，或许是在某次梦中，或许是在日常行走时……他们因而在日常生活中也会担心和提防侵入性记忆的出现，处于持续警惕的状态。

创伤线索是创伤记忆侵入的重要导火索，如经历过战争的退伍士兵往往害怕重要的庆典，在所有人沉浸在喜悦的氛围中时，他们会把自己关在房间里。因为对他们而言，节日中的礼花爆炸声就像战场上的枪声和爆破声，在常人眼中绚烂的各色火花也会勾起对枪林弹雨的回忆。许多刻画战争创伤后应激障碍的影视作品都着重展现了类似场景。

李安导演的《比利·林恩的中场战事》就讲述了参与伊拉克战争的 19 岁技术兵比利·林恩的故事。林恩因为一段偶然拍摄的视频而家喻户晓。视频记录了在一场规模不大却非常激烈的遭遇战中，林恩为了营救被当地武装分子劫持的班长铤而走险，冲锋陷阵。视频公布后，林恩成了全美民众崇拜的战争英雄，他和战友受邀参加一场在德州举行的橄榄球比赛。影片的高潮是组委会在比赛的中场为他们准备了嘉奖仪式，这本应是一个自豪、喜悦的时刻，可欢庆的氛围勾起林恩和战友的创伤记忆，他们从入场开始就承受着痛苦，球场里吵闹的人群让他们重新体验到战场上的喧嚣，这种痛苦在中场表演时达到顶峰：战友们被要求以军姿站在舞台上，而林恩要走到舞台中间，等待表演结束。现场的爆破、喷雾和烟火等都使他们深感痛苦，他们艰难地强忍不适，煎熬地等待庆典的结束。

创伤后应激障碍诊断标准中与创伤相关的噩梦也是再体验型症状的常见表现。当事人往往在睡梦中重温创伤事件，或做与此相关的噩梦。例如，经历过地震的人会在梦中重新看到房屋倒塌，再次被困在废墟中。每做一次噩梦，就像重新经历了一次地震。经历亲人、朋友意外去世的人除了会在梦中再次身处逝者逝世的场景，还会重温与逝者共度的美好时光，或在梦中与逝者一起达成心愿，醒来后因斯人已逝的残酷现实而悲痛万分。

这类与创伤相关的噩梦会给当事人带来不同程度和类型的睡眠问题，如因不敢入睡而失眠，或者因频繁从噩梦中惊醒而睡眠质量严重下降。电影《海边的曼彻斯特》中就有这样一个场景：主人公李·钱德勒因一场意外的火灾失去了自己的三个孩子，之后他某次在家做饭时靠在沙发上睡着了。他梦见两个女儿责问他："爸爸，你没有看见我们身上着火了吗？"火灾本是一场意外，但他心中充斥着自责和内疚，噩梦也时常提醒他：孩子们的离世是因为他的"失职"。

创伤后应激障碍诊断标准中的分离性反应是指部分创伤事件以短暂的视觉或其他感觉的方式侵入，使当事人完全丧失对当前环境的意识。这种分离状态可能持续数秒到数小时，严重者会达到数天。在此期间，当事人似乎重新经历了部分创伤事件，他们的行为和反应也与创伤反应一致。闪回是分离性反应的主要表现形式，当事人时常会以"自己突然回到了创伤时刻""身临其境"等话语形容闪回症状。例如，战争结束后，回到家的士兵仍时常闻到鲜血的味道、皮肤烧焦的气味，阵亡战友的身影更是如影随形，反复出现。

创伤后应激障碍诊断标准中的最后两条描绘了当事人在接触创伤线索时产生的两大类反应，即强烈的心理痛苦和生理反应（又称躯体症状）。心理痛苦包括愤怒、内疚、悔恨、悲伤等消极情绪，当事人容易从这些心理信号中意识到自己产生心理健康问题，但他们往往难以将躯体症状和创伤经历联系到一起，会认为自己是受打击而产生生理上的疾病。例如，地震发生后，很多幸存者说自己出现了背疼、头疼、胸闷和心悸等症状，认为这是自己在地震中受伤了，才有了这类健康问题。很多幸存者会因此去医院做检查，检查报告却无异常，症状也没有消失，部分人开始怀疑自己患上了疑难杂症，陷入更深的焦虑。实际上，这些躯体症状的根源仍然是心理创伤。

已有成熟的研究结果显示，中国人相比西方人更容易在遭遇创伤后产生躯体症状，其重要原因是，中国文化往往不愿意接纳和认可消极情绪，中国人因而更少向他人倾诉自己的情绪问题，常采取忽视和压抑的态度，心理痛苦通过生理反应表现出来。

* * *

创伤记忆的特征

其一，碎片化。当事人通常无法恢复对创伤事件的完整记忆，他们的有意回忆是支离破碎、结构混乱的，常常缺失细节，只能回忆起事件的确切时间顺序。

其二，极其生动。当事人往往重新体验相关的生理感觉和情感，而不会回忆起创伤事件。例如，一位曾遭受过强奸的女士在餐馆与一位同性朋友交谈时感到极度焦虑，随后才意识到，这种感觉可能是由另一张桌子上的一位男子引起的，该男子与强奸犯有相似的身体特征，而这重新勾起她痛苦的生理感觉和情感体验。

其三，非自愿回忆。各种刺激引发的创伤体验和回忆都是非自愿的。许多线索与创伤事件没有强烈的关联，仅仅在时间上相关。常见的线索有创伤事件发生前不久或发生期间出现的身体线索（如身影、空间线索、气味等），类似的情绪状态（如感到无助或被困），以及其他类似的内部线索（如触摸身体的某个部位）。

其四，未处理。即使当事人在创伤过去后获得了与原始印象相矛盾的新信息，或者他知道原始印象并不真实，也仍然会体验到原始的情绪和生理感受。例如，一位创伤后应激障碍患者在父亲开枪自杀后不断地反复体验惊慌失措感，体验到想要找到父亲的冲动，体验到他发现父亲留下的遗书时产生的拯救父亲的责任感。发现遗书时，他误以为父亲只是吃了安眠药，只要行动足够快，父亲就可以得救。

其五，现在性。再体验的感受是，体验宛如现在正在发生的事情，而不是仅仅回想起过去的记忆。它伴随着事发时的情绪，当事人也缺乏"这仅仅是回忆"的意识。例如，一个男子被绑架，在地窖里关了一个月，绑匪将他释放后，他在地窖里体验过的恐惧感一直萦绕心头，他将此感觉描述为"回到地窖"，而不是"这就像回到地窖"。

回避和逃避：逃离创伤的方式

回避和逃避指人们在遭遇创伤后不进入某一情境（回避），或在进入情境后马上离开（逃避）的行为。在临床工作中，当我们对创伤后应激障碍患者作评估的时候，他们常常马上回避或否认存在与创伤相关的症状。他们会不安地马上回答"没有，没有""不是这样"，甚至有患者中断临床访谈或匆匆离开房间。这些便是创伤后的回避和逃避行为，其原因是患者希望跳过这些与创伤相关的问题，以免诱发不好的感受或记忆。

根据 DSM-5 中的诊断标准，回避的表现有两种：

- 回避或尽量回避关于创伤事件或与其高度密切相关的痛苦记忆、思想或感觉；
- 回避或尽量回避能够唤起关于创伤事件或与其高度相关的痛苦记忆、思想或感觉的外部提示。

当事人会回避与创伤相关的外部线索（人、地点、物品等）和内部线索（与创伤事件相关的记忆、感受等）。回避外部线索的例子有很多，例如经历过车祸的人会害怕汽车（回避物品），不敢过马路（回避场景／地点），拒绝再次开车（回避活动）；失去亲人的人会回避之前与逝去亲人常去的场所。战后回到家的士兵被问起战友阵亡的事时，可能会回答自己不在场，不肯讲述真实经历，不愿回忆此事，则是回避内部想法、记忆的表现。

电影《特别响，非常近》通过小男孩奥斯卡的视角，讲述了"9·11"事件发生后丧亲者的故事。奥斯卡是一个9岁的男孩，他天真、果敢，热爱探险。在父亲和母亲的陪伴、教导下，他成为非常幸福、自由的孩子。但双塔倒塌的那一天，他穿过人来人往的人群，回家后接到来自父亲最后的电话。在充满灰尘和血污的纽约，奥斯卡的人生迎来了"the worst day"（最糟糕的一天），许多事情开始改变。

奥斯卡拒绝和奶奶、母亲讨论"9·11"事件发生那天究竟发生了什么。他躲在床下，尽管奶奶和母亲耐心地趴在地上问他，母亲也努力遮掩悲伤，问父亲是否来了电话，奥斯卡仍沉默不语，只看着自己的手臂。这是奥斯卡回避内部线索的表现。

奥斯卡在行为上也回避各类能唤起自己关于"9·11"事件的记忆或感觉的外部线索。他怕噪声，怕有翅膀的任何东西；怕坐地铁和过桥，认为这些地方都容易遭到轰炸，出门即使再远，也不会乘坐公共交通，而是步行前往。他出门时会随身携带一个让自己平静的手鼓，如果迫不得已，必须要过桥，他就会一边摇晃手鼓，使其发出声音，一边快速地奔跑过去。当奥斯卡被迫乘坐地铁时，戴着防毒面具的他和其他镇定的乘客格格不入。

回避乍一看似乎与再体验症状矛盾：既然已经为了回避线索作出如此多的努力，为何还是会有再体验症状？因为再体验症状是回避行为的一种原因，但回避无法规避再体验症状的出现。即便当事人把自己关在家中，或是找到自认为安全的场所，也于事无补。

回避还会影响当事人的工作或社交功能。在DSM-5之前的版本中，如在DSM-IV中，回避症状群里还包括其他症状，如"兴趣减退""感到与他人疏离"。这很大程度上是回避行为带来的结果，因此，先前的版本将这些与回避紧密关联的不良后果纳入回避症候群。而在DSM-5 的修订中，这些症状被归在"创伤后的不良情绪与认知"的症候群中。

高警觉：时刻紧绷的神经

"一朝被蛇咬，十年怕井绳"，这句熟悉的谚语形容的就是高警觉状态。在经历过危险后，因没有危险的事物或场景产生恐惧或战斗状态就是高警觉的表现。长期处于高警觉状态，往往会使人失眠、烦躁，甚至出现攻击行为。

根据 DSM-5 中的诊断标准，高警觉症候群的症状有以下几种：

- 激惹的行为和愤怒的爆发（在很少或没有挑衅的情况下），典型表现为对人或物体的言语或身体攻击；
- 不计后果（鲁莽）或自我毁灭的行为；
- 过度警觉；
- 过分的惊跳反应；
- 注意力有问题；
- 睡眠障碍（例如，难以入睡或难以保持睡眠，或休息不充分的睡眠）。

诊断标准中的易激惹和易怒症状在经历过创伤的人身上十分常见。很多退伍士兵的家人会发现，曾经温和、彬彬有礼的人在经历战争后性情大变，经常勃然大怒。一些失去亲人，尤其是失去孩子的丧亲者，也常处于易怒状态，他们听到与亲人有关的话语会尤为激动。这种易怒更多地发生在家庭内部，特别是在夫妻相处中，会使家庭关系变紧张。在电影《幸运符》中就有这样一个匪夷所思的场景：睡梦中的退伍士兵突然听到铁盆落地的声音，迅速起身并第一时间掐住自己的侄子。他将铁盆落地的声音误判为战场上敌人的攻击，错将安全场景中的安全线索误判为威胁。这样的高警觉状态时常出现在创伤后应激障碍患者身上，他们非常容易因为一些风吹草动而惊醒。

　　诊断标准中的从事不计后果或自我毁灭的行为通常表现为危险驾驶、酗酒或吸毒、自伤或自杀行为等。过度警觉体现了当事人对潜在威胁，包括与创伤源相关的线索高度敏感。例如，在经历车祸后，幸存者对车辆过分敏感，过马路时反复确认四周没有车辆，并迅速跑过马路。经历地震的幸存者震后的睡眠往往很"轻"，时刻留意是否有余震的征兆。过分的惊跳反应指当事人对突然出现的刺激反应强烈，也就是俗称的"神经过敏"。注意困难包括难以记住日常事件或参与需要集中注意力的任务。很多人会在工作时心不在焉，儿童、青少年则难以在学习时集中注意力。产生注意困难的一大原因是高警觉状态引发睡眠问题，而睡眠质量下降又进一步带来精力下降，导致白天无法集中注意力。

　　睡眠障碍往往会有多种表现。当事人可能因为害怕黑暗中潜在的危险而保持高警觉状态，而睡眠需要放松，也就是降低觉醒水平，因而难以入眠。与睡眠联系紧密的症状还有再体验症状中的噩梦。很多当事人常常在噩梦中惊醒，醒来后沉浸在痛苦、悲伤等消极情绪中，难以再次入睡。睡眠困难还易引发成瘾行为，有些创伤后应激障碍患者会出现酒精依赖，依靠酒精麻痹自己，或需要靠喝酒睡个好觉。但物质依赖引发的不良后果又会影响他们的日常生活和心理健康，使他们陷入恶性循环之中。

性情大变：不良情绪与认知

"创伤后的不良情绪与认知"症状最近才被加入创伤后应激障碍的诊断标准中。心理学家和精神病学家在长期的临床工作和研究中发现，创伤后应激障碍患者的人生观、世界观、价值观出现消极改变，他们往往觉得这个世界不再安全，认为自己有罪，长期处在悔恨中。

根据 DSM-5 中的诊断标准，创伤后的不良情绪与认知包括如下表现：

- 无法记住创伤事件的某个重要方面；
- 对自己、他人或世界持续性放大的负面信念和预期；
- 由于对创伤事件的原因或结果持续性的认知歪曲，导致个体责备自己或他人；
- 持续性的负面情绪状态；
- 显著地减少对重要活动的兴趣或参与；
- 与他人脱离或疏远的感觉；
- 持续地不能体验到正面情绪。

创伤性失忆常由分离性遗忘所致，而非脑损伤、酒精或毒品所致。在先前的 DSM-IV 中，创伤性失忆被划分在回避症候群里。这种失忆可能是人们以压抑的方式将自己不能接受的关于创伤的记忆、情感等排斥到意识之外，或者主动忘记创伤带来的痛苦，避免内心的焦虑、紧张和冲突。"封印"痛苦记忆是回避创伤经历的一种方式，曾被视作回避的表现。

"对自己、他人或世界持续性放大的负面信念和预期"常体现为，经历过地震的幸存者产生"我的人生完蛋了""我的未来不会好了"等信念；遭遇人际创伤的当事人产生"没有人是可以信任的""人的本性就是肮脏的"等信念。

当事人可能对发生创伤事件的原因有持久的错误认知，因而责备自己或他人。一些因意外丧亲的当事人经常认为亲人的去世是自己的疏忽所致。例如，孩子失足落水而去世，母亲会时常自责，认为"如果自己不带孩子去池塘旁边或者看紧他，他就不会去世"。一些曾遭受性侵的受害者也时常陷入自责，她们会认为，"如果我当时注意一点，不要一个人外出，这件可怕的事情就不会发生"，或者认为"如果我当天没有打扮，我就不会被盯上"。

电影《特别响，非常近》刻画了错误认知的症状表现：奥斯卡一直责备自己没有接起爸爸最后的电话，认为自己与爸爸的死有关，他甚至一遍遍地听爸爸最后的留言，计算每条留言的秒数，和自己放学走的路对照，比对出自己在爸爸留言的时候在做什么。他痛恨自己当时的懦弱，在听爸爸的留言时用力掐自己，用自伤的方式责备自己。奥斯卡在事件发生后也痛恨妈妈，责怪妈妈没有接到爸爸的电话，认为妈妈也和爸爸的死有关，批评她是不称职的家长，总是在睡觉，还因为母亲埋了一个空棺材而与她争吵，诅咒妈妈应该代替爸爸去死。他不愿意跟妈妈沟通，刻意跟妈妈疏离。

"持续性的负面情绪状态"往往包括害怕、恐惧、愤怒、内疚、羞愧等。情感上的内疚与认知中的自责是联系在一起的。羞愧在遭受过性侵的受害者身上比较常见，当事人会认为自己是肮脏的，产生强烈的羞愧情绪。

"显著地减少对重要活动的兴趣或参与""与他人脱离或疏远的感觉"，这两点曾在 DSM-Ⅳ 中被归在回避型症状群中。这是因为不参与曾经喜欢的活动，疏远好友，都是回避行为的体现。也有不少人会不想发生性行为或者没有兴趣。他们对世界的信任度发生了变化，或者情绪麻木。这样的自我封闭是消极的，虽然隔绝了外界的消极信息和刺激，但也关闭了发现积极事物的大门。

在电影《从心开始》中，"9·11"事件发生后，查理自从得知妻子和女儿丧生，就很少参与重要活动，十分颓废，几乎丧失正常生活的兴趣和能力。他辞去牙医的工作，靠政府发放的救济金生活，只在租住的房子里打游戏和重新装修厨房。查理和艾伦谈到自己与妻子的最后一通电话，妻子朵琳想要和他聊重新装修厨房的事情，查理却因为着急出门而大发脾气。多年来，查理一直活在愧疚、自责和后悔中，他数十年如一日地坚持每个月都重新装修一次厨房。

创伤后应激障碍患者还会出现类似抑郁的心境，或持续地不能感受到正面情绪，如幸福、快乐、满足等。

躯体化：不会遗忘的身体

曾经的经历既会以图像或语言的方式刻在思维中，也会以感觉的方式刻在身体中。创伤后应激障碍的诊断标准包括创伤线索引发的躯体症状，如做出怪异的姿势，采用奇怪的说话方式，吓呆的表情，或者发生抽搐，感到脸颊、头部、胸部以及肌肉的疼痛，肠胃不舒服，同时可能伴有心跳加速以及难以忍受的惊恐感等。

在亚洲人群中，创伤后引发的躯体症状表现更广泛。汶川特大地震发生后，地震幸存者在交谈中更倾向于报告自己出现了一些身体问题，如头疼、骨骼和背部疼痛，甚至体重减轻。在柬埔寨、越南等国，关于创伤后应激症状的访谈中也出现更多对躯体症状的描述。这说明以 DSM 为主导的诊断系统可能忽视了亚洲文化背景下创伤后应激症状表现的特殊性。刘正奎团队在汶川特大地震发生后探讨了中国文化下的创伤后应激障碍诊断结构，并开发了中国本土的创伤后应激障碍自我评定量表——《中国创伤后应激障碍量表》(Chinese PTSD Inventory，简称 CPI)，发现了中国人群躯体化症状的几种常见表现：

- 记忆：我的记忆力比以前差了。
- 视力：我的视力下降了。
- 免疫系统：我感到自己抵抗力下降了，很容易感冒。
- 虚弱：我的身体虚弱，体力不如从前了。
- 痛苦：我总是感到浑身到处疼。
- 其他：我感觉地震让我变老了。

躯体化是身体对心理压力的一种反应形式，丧失、恐惧以及长期压力等都可能成为躯体化的诱因。患者会表现出全身性的不适，并通常伴随着部分社会机能的丧失。

抑郁症等情感障碍的跨文化研究表明，中国人倾向于关注自己的身体症状，低估情绪症状。中国文化提倡含蓄，国人通常不擅长表达自己的情绪，尤其习惯掩饰消极情绪，转而用身体语言表达情感，很多心理问题以躯体化的方式表现出来。因此，当经历重大压力事件后感觉身体不适，如果躯体检查没有发现问题，可以尝试进行心理健康方面的检查。

创伤后应激障碍症状的理论解释

双重表征理论

再体验症状的重要特点是非自发地出现侵入性记忆和闪回，这两种记忆现象明显有别于人们平时自发、从容地调取记忆的过程。布鲁因（Chris R. Brewin）在 1996 年基于多重记忆系统的观点，提出双重表征理论（dual representation theory, 简称 DRT），探讨了创伤在记忆中的表征方式，以解释创伤后再体验症状。

该理论提出，人的自传式记忆（指对个人亲身经历的记忆）有两种表征方式，一种是有意识的言语记忆，这种记忆是语义通达的记忆（verbally accessible memories，简称 VAMs），是一种高度有序的、基于意义加工的提取策略，一般以主题和时间阶段来组织自传式记忆。这类记忆就像一个图书馆，书架上的记忆根据门类摆得整整齐齐，都编好了号。人们要找中学时期的记忆，就到中学时期的书架上去找；要找关于恋爱的记忆，就去爱情的主题书架上去找。大多数记忆都以这种方式被编码和储存，其中包含人们对已发生事件的理解。

但创伤记忆很少以这种方式被表征，其重要原因包括：创伤事件本身难以消化，往往冲击当事人原有的世界观，即世界是安全、稳定、有序的；当事人在创伤发生后往往缺乏思考的能力；创伤事件带来的痛苦使得当事人进一步回避这些记忆。这些都导致创伤记忆难以被妥善地加工和编码，形成语义通达的记忆。

另一种记忆表征方式是无意识加工形成的情境通达的记忆（situationally accessible memories，简称 SAMs）。这种记忆包括亲身经历的感官体验，如视听觉。它是一个无意识的过程，提取无须意义加工，非常直接、快速，无法用意志力去抵挡。这种表征始终保持着易激活的特征，即人们暴露在相似的情境中时，可以自动激活这种表征。这类记忆就好像图书馆里被别人借走又还回来的书，但没有放到书架上，散乱地扔了一地。

自传式记忆的重要功能是，让人们的记忆都尽量是语义通达的，并且组织良好，高度有序，这样记忆的提取就有控制感、规律性，想找哪本书就找哪本书，不想看的书就不去看。然而，创伤带来的记忆往往是记忆图书馆中那些散落满地的书，多以情境通达的记忆为表征。出现再体验症状的一部分原因就是没有很好地组织与创伤相关的记忆，将它们有序存储在合适位置。当事人能有意识提取的创伤经历是不完整、碎片化、缺失细节的，事件发生的顺序都可能是不准确的，被创伤线索诱发的记忆也往往有生动又破碎的画面、声音等。

我们在日常生活中也会有类似体验。遇到危机事件时，我们的注意力会变窄，很难关注事件的全貌，重大惊吓也会让我们有所遗忘和歪曲地去记忆发生的事件。但这些记忆痕迹不会消失，它们就像散落满地的书，落在我们记忆图书馆的各个角落。有时甚至堵住了整理书架的通道，卡在记忆系统里，演化成再体验症状。在某个时间，当事人走过它们，只是回眸一瞥，就可能陷入难以自拔的闪回、侵入性回忆，以非常生动、情绪化的方式重新体验当时可怕的感受。

根据创伤的严重性和当事人的易感性，两种创伤记忆的表征会在创伤发生后实现不同程度的整合。完全整合是一种理想的状态，在这种状态下，创伤记忆被完全加工，与其他记忆及自我感觉整合在一起。当事人通过缩小创伤信息与已有期望和目标之间的矛盾恢复控制感，进而减少消极情绪。这时，他们就能忍受情境通达的记忆的侵扰，当创伤线索出现时，也能现实地评估，不会将创伤线索视为威胁。

但在现实生活中，人们往往难以达到完全整合的状态。为了避免再次激活那些令人不快的情境通达的记忆和语义通达的记忆，人们容易过早地抑制加工过程，不敢直面残酷的记忆和痛苦的情绪，也不再进行主动的情绪加工。然而，很多与创伤有关的情境仍然容易激活情境通达的记忆。此时，尽管表面看来，人们已经走出创伤，但在以后的生活中遇到类似的情境或心境时，仍然容易陷入悲痛并被创伤记忆困扰。大量研究结果均表明，采用压抑的方式，不进行情绪表达，会使免疫系统功能受到损害，甚至导致健康状况下降。

相关大脑结构的变化

临床神经影像学的研究表明，创伤后应激障碍患者的大脑与普通人的大脑是不同的，其中涉及三个最重要的结构——杏仁核、前额叶皮层和海马体。

杏仁核是大脑中管理情绪、负责向人们警告潜在的危险、让人们产生应激反应的结构，因此常常被比喻为"烟雾报警器"。由于杏仁核处理丘脑传来的信息比负责理性判断的前额叶皮层更快，所以人们在应激时常常还没意识到发生了什么，身体就已经采取了行动，例如准备好战斗或者马上逃跑。同时，身体在压力激素的作用下产生心跳加速、血压升高、呼吸变快等反应。等到危机过去，身体反应会很快平复。

前额叶皮层是理智决策的部分，它常被比作"瞭望塔"，帮人们看到事物的全貌。例如，烟雾出现会激活杏仁核这个"烟雾报警器"，但前额叶皮层会分析烟雾是源于周围着火了，还是源于做饭烧焦了。前额叶皮层经常让人们意识到自身并没有面临实际的危险，以中止应激反应。

在正常人群中，通常是前额叶皮层去调控杏仁核，用理智去控制情绪。但在一些特殊情形下，这种状况会被打破。神经影像研究表明，当人们情绪激动时（如极度恐惧、悲伤或愤怒时），杏仁核的活跃度会增加，而前额叶皮层多个区域的活跃度会降低。此时，前额叶皮层会失去调控能力，使人们丧失理性。例如，这时的人们会因不构成威胁的声响而惊吓过度，因为细微的挫折而暴怒。

海马体是与侵入性症状高度相关的大脑结构，它主要负责人类的学习和记忆，特别是陈述性记忆的储存、重组和提取。研究发现，创伤后应激障碍患者右侧的海马体体积比一般人群的要小（Elzinga & Bremner，2002）。较小的海马体可能使创伤记忆的储存、编码过程受阻。当患者的记忆探测到创伤事件或与之相关的声音、图像和感受时，前额叶皮层会中止活动，负责将感受转换成语言的区域、负责方向感和时间感的区域，以及负责整合感官信息的海马体都会减缓活动。同时，杏仁核的活跃度会增加，情绪脑会接管身体。患者难以进行意识控制和有意识的语言表达，处于由情绪调配理智的状况中。很多研究都表明，创伤后应激障碍患者反复出现侵入性症状，可能是皮层（可能是海马体）对情绪性记忆的遗忘无法受其他皮层（杏仁核和前额叶皮层）的有效抑制和调控的表现。

来自神经影像学的证据

人类的左右半脑有不同的分工：右脑是直觉和感性的，掌管视觉、空间和触觉；左脑则掌管语言、顺序和分析。简单来说，左脑负责叙述，右脑负责体验。左右半脑也通过完全不同的方式处理过去的经历：左脑记住事实、数据以及描述事件的词语；右脑储存有关声音、触感、气味和情绪的记忆。因此，类似的声音、面部表情、肢体动作以及去过的地点，都会自动触发右脑记忆。当右脑调动记忆时，我们就可以体验到真实程度几乎等同于原初感受的感受。

神经影像学研究发现：当事人看见创伤场景时，其大脑边缘系统（情绪脑）和布罗德曼 19 区（视觉皮层）高度活跃，大脑语言中心的活跃度则显著下降。也就是说，当事人经历创伤时，产生的强烈情绪会让边缘系统，特别是杏仁核，变得异常活跃；同时，大脑的恐惧中心也会明显活跃起来，引发一连串的压力激素和神经冲动反应，让当事人血压上升，心跳加速，增加氧气吸入，并作好反击或逃跑的准备。

布罗德曼 19 区则负责接收一开始进入大脑的图像。在正常情况下，视觉皮层的激活会迅速转移到其他大脑皮层区域，开始解读视觉刺激。但当视觉皮层持续地高度激活时，大脑就好像重新看到实际发生过的创伤事件一样。同时，语言中心活跃度下降，这会让当事人难以将思想和情感用语言表达出来，而当语言无力描述时，图像就会以噩梦或闪回的方式萦绕在当事人的脑海中。当创伤线索再次出现时，当事人的左脑功能受到抑制，他们时常不能很好地区分过去和现在的体验，因而进一步陷入混乱、恐怖、愤怒、羞愧或惊吓中。

总的来说，创伤会激活右脑，并导致左脑激活不足。这些神经影像学的证据支持了双重表征理论对创伤记忆的解释。左脑激活不足会降低我们将经验以逻辑顺序组织起来、将感受和感知变成语言的能力（位于左脑的布洛卡区在闪回时会激活不足），这会导致语义通达的记忆难以形成。而当外界勾起当事人的创伤记忆时，他们的右脑的反应就好像创伤事件正在发生一样，这说明情境通达的记忆在创伤线索的提醒下容易激活。

解离

研究发现，创伤后应激障碍患者存在创伤记忆与日常记忆的割裂，既无法整合创伤记忆，也不能察觉那些被分离的记忆，并重新把它们整合到过去的叙事中。解离状态让创伤不能与那些沙砾般不断改变的自传性记忆融为一体，最终形成一套双重记忆系统。患者有关创伤的感觉、想法和情绪各自以僵化、不完整的碎片形式储存着，时常出现闪回记忆。

创伤后的解离现象并不少见，当解离发生时，可能出现以下感受：

- 感觉到自己与所发生的事情是分离的，最明显的表现是感受与实际情形的分离。例如，身体僵住或不动，感觉麻木，不觉得痛。这其实是一种现实、自我和环境分离的体验。

- 感觉到"灵魂出窍"了。例如，有人报告自己可以站在远处看自己的身体；有人报告自己的意识好像升到了空中，在高处看着自己的身体正经历着一些可怕的事情。

- 感觉到这个世界不是真实的，出现一种非现实感。有时候，患者会意识模糊，就像进入梦游状态，突然清醒过来时会发现正身处一个陌生的环境，不知道自己是怎么过来的。

- 最常发生的解离是闪回记忆，这使患者不得不看到不想要的回忆，而这些回忆使他们"收听不到"真实世界的信息。

战斗或逃跑

战斗或逃跑是面对危险时人类常见的两种本能反应：要么发起战斗，消除威胁；要么马上逃跑，远离危险。远古时期，应对野兽的攻击或其他类似危险是原始人类的必修课。从进化的角度来看，战斗或逃跑反应是人类得以生存和种族延续的重要机制。事实上，这两种帮助生物体远离威胁来源的反应在其他物种身上也存在。在此过程中，身体系统的各个器官都会作出反应。例如，呼吸系统提供额外的氧气；循环系统运输更多的养料到需要的部位；肌肉系统轮流为骨骼提供服务，促使机体更快速地作出反应。

逃避和回避是人类发展出的应对创伤的自然机制之一。当个体感受到威胁时，大脑的警报系统会自动激活早已写在我们原始大脑内部的逃跑程序，通过神经细胞和化学物质控制全身。而当原始大脑接过身体的控制权时，高级大脑和理性思维会暂时关闭，帮助我们的身体准备逃跑。有时候，在人们还没完全了解环境时，身体就已经开始行动了。

尽管回避和逃避的行为是应对创伤威胁的正常反应，但当创伤事件结束后，如果回避的行为仍然持续，甚至泛化到更多的场景中，就会对当事人的整体功能造成严重的影响，形成回避型症状。通常，临床工作者依据情境、创伤结束的时间和对功能影响的程度来判断回避行为是否成为非适应性的症状。例如，在创伤事件刚结束时出现的回避行为往往是非正常时期的正常反应，很可能会自发恢复。在创伤事件结束后几个月还出现的回避行为，就可以被判定为非适应性的回避行为。但是否被判定为回避型症状，还要依据回避的程度和对生活的影响。例如，出车祸后几年内不敢开车，就是一种非适应性回避，但这种回避对生活的影响较小，往往能被当事人接受，就不一定要纠正或接受治疗。但如果回避行为是不愿出门，逃避工作，对正常生活功能有严重影响，这类行为就要被判定为回避型症状，需要接受治疗。

回避行为看似一种使当事人感到安全的行为，但它们往往会使创伤后应激症状进一步恶化，诱发创伤后应激障碍。反复的回避使当事人的一些固有的不合理认知难以自行修正，例如"世界是不安全的""人类是不可信的"。这种情况在经历过人际暴力类创伤的当事人身上表现得尤为明显，他们的逃避更容易使他们在人际关系中退缩，不可避免地在任何亲密关系中都难以有安全感，容易反复经历剧烈且不稳定的情感关系。这样的状态又常会被其他人责备和质疑，进一步增加当事人的心理压力，使得他们的状况雪上加霜。

战斗与逃跑反应中的战斗则与高警觉症状有关联。波戈斯（Stephen W. Porges）的理论认为：自主神经系统调节三种基础生理状态，不同的安全状态决定了哪一种生理状态被激活。当我们感觉受威胁时，就会自动进入第一种状态——社会参与，即向我们周围的人求助、呼救，寻求安慰。如果没有人响应我们，或我们面临迫在眉睫的伤害，我们的身体会采用一种更原始的求生方式，即战斗或逃跑，我们会击退攻击或者跑到一个安全的地方。如果这些策略都失败了，我们无法逃脱或被抓住了，身体会为了保存自己而尽量节省能源，关闭一切不必要的功能，这种状态被称为"木僵"。

相关的生理研究表明，创伤事件会诱发强烈的压力或恐惧反应，表现为中枢和外周神经系统的过度刺激。创伤可能会通过激活杏仁核而产生强烈的持续性活跃状态，杏仁核的激活反过来点燃脑干的觉醒，引发更复杂的认知和情绪亢奋。遭受创伤的当事人会保持较高的压力激素水平，战斗或逃跑的信号系统持续活跃。持续的危险信号促使压力激素，包括肾上腺皮质醇和肾上腺素大量释放，使当事人心跳加速，血压升高，呼吸变快，准备好去战斗或逃跑。当正常的战斗或逃跑反应被阻碍时，例如，当人们被困住或处在其他无法采取有效行动的情境中，大脑就会继续释放压力激素，让大脑回路持续但徒劳地活跃着。危机过后，大脑仍然会向身体发送信号以逃避不存在的危险，出现高警觉症状。

认知模型

创伤后应激障碍的认知模型指出，一旦当事人处理创伤事件及其后遗症的方式产生严重的当前威胁感，创伤后应激障碍就会持续存在。其中的两个关键过程会诱发当前威胁感：对创伤事件及其结果的认知评估（特别是消极的认知评价）；创伤事件在记忆中的储存特点和与个体自传式记忆的关系。

对创伤及其相关症状的认知评估有以下特点：

其一，对创伤及其后果产生负面评价。当事人无法将创伤视为一个过去经历的短时间的事件，他们认为这种创伤带来的消极意义会持续存在。当事人对创伤事件及其后果的负面评价通常会带来严重的当前威胁感，这种威胁感既可能是外部的（例如，世界是一个更危险的地方），也可能是内部的（例如，当事人认为自己不是一个有能力/可接受的人，不能够实现重要的人生目标）。同时，易感人群可能将创伤后的正常症状视为异常状态，会认为自己的身心受到永久伤害，自己永远好不起来了。

其二，夸大进一步发生灾难性事件的可能性。当事人可能会过度概括，认为一系列正常活动很危险；夸大进一步发生灾难性事件的概率，或者将创伤发生在自己身上而不是他人身上的事实作为"我招来灾难"或"坏事总是发生在我身上"等评价的证据。例如，在发生交通事故后避免开车，过分夸大未来再次发生交通事故的可能性。

其三，对当事人在创伤事件中的行为的负面评价。例如，一位女性在一次强奸中经历了性唤起，她将这一反应解释为自己有令人厌恶、不可告人的想法；一位被熟人强奸的女性将这一事件解读为，自己没有意识到可能发生这种事，这说明自己"理解"他人的能力非常低，因而应该放弃所珍视的临床心理学职业计划。

其四，评估其他人在创伤事件发生后的反应方式。其他人，包括家人和亲密朋友，通常不确定应该如何应对当事人，可能会避免谈论这一事件，以免让当事人痛苦。但这种反应可能被当事人解释为其他人对自己漠不关心，或者其他人认为这都是当事人的错。这样的解释会直接引发创伤后应激障碍的一些症状（与他人的隔阂和社交退缩），也可能阻止当事人与他人讨论创伤，从而减少治疗的机会和获得其他人的积极反馈，这些积极反馈有助于纠正当事人对创伤事件过度负面的看法。当然，一些人确实可能对当事人漠不关心、排斥或批评，如果当事人认为这些人的观点很重要，就可能会将这些行为解释为自己应该为事件负责、自己不值得、自己不讨人喜欢或自己无法与他人建立亲密关系的迹象。

其五，对创伤后应激障碍症状的消极评估。对于侵入性回忆、灰心丧气、易怒和情绪波动、难以集中注意力和麻木等症状，如果当事人不认为这些症状是康复过程中的正常表现，就可能将其解释为事情永远不会变好或自己的身体健康、精神健康有问题的迹象。

破碎世界假设

杰诺夫-布尔曼（Ronnie Janoff-Bulman）1989年提出破碎世界假设，认为一个人的核心信念包括他对世界、他人和自我的认知和假设。在创伤事件发生前，人们对自我、他人和世界的信念是稳定的，认为他人是值得信赖的，自我是有价值的，世界也是可以预测的。事实上，这是一种美好但不现实的世界观，类似于童年时期对童话世界的理解。在成长的过程中，这种美好的世界观会经历挑战并不断被颠覆。不过，日常生活中经历的挫折或挑战对世界观的修正往往较小，通常在人们认知可接纳的程度内，只会引起较少的消极反应。但创伤事件对世界观的冲击是巨大的，创伤经历挑战了人们已有的、稳定的信念系统，导致人们产生我是无用的、他人是不值得信赖的、世界也是不可控制的信念（Janoff-Bulman，2010）。这会降低安全感，引发警觉反应和消极情绪，导致创伤后应激障碍的出现。也就是说，创伤后应激障碍症状的出现往往意味着当事人的核心信念系统受到挑战，而症状的持续存在也预示着当事人的价值观和信念还处于不稳定的状态中。

具体来说，在经历创伤事件之前，当事人对世界有稳定的假设和看法，能有效地处理日常生活事件，但地震等自然灾害具有不可预测性和不可控性，创伤事件发生后，当事人无法运用已有的认知加工创伤事件，进而引发创伤前后所持信念系统的冲突，当事人开始对已有信念系统持怀疑或否定态度（Wagner, McFee, & Martin, 2009），即原有的核心信念被打破。当事人产生强烈的不安全感，无法有效地适应环境，进而产生消极的世界假设，引发消极认知反应。为了使失衡的信念系统恢复平衡，当事人需要进行相关的认知活动，重新理解和定义创伤事件。一般认为，这种认知活动既可能是积极的，也可能是消极的。前者有助于当事人从创伤后的消极反应中恢复，后者会加重当事人的创伤后应激障碍症状。

创伤事件发生后，短时间内当事人对创伤事件的重新理解是自发的、侵入性的，主要聚焦于创伤事件的消极面（Janoff-Bulman，2010）。随着时间的推移，这种侵入性认知会给当事人积极地重新评价创伤事件提供材料（Zhou & Wu，2016），增加当事人认知重评的可能性。不过，也有研究者认为，创伤经历可能使当事人产生恐惧等情绪反应，限制其认知范围，增加对创伤事件的消极认知，妨碍对创伤事件的认知重评。

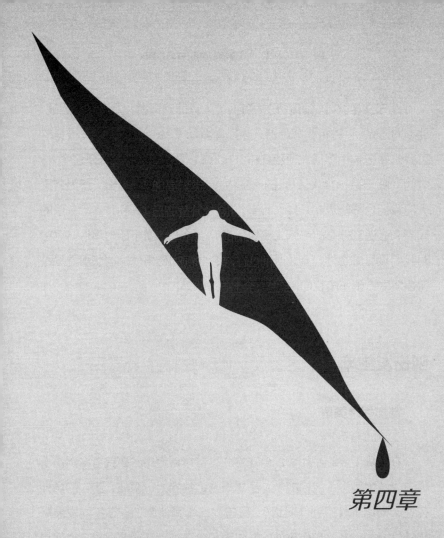

第四章

每个人一生至少经历一次创伤

北宋文学家苏轼留下千古名句："人有悲欢离合，月有阴晴圆缺，此事古难全。"古希腊悲剧诗人埃斯库罗斯（Aeschylos）在《被缚的普罗米修斯》中写道："厄运在同一条路上漫游，时而降临于这个人，时而降临于另一个人。"人的一生中总会经历逆境的打击，作为普通人的我们也都能想起几件伤心事，如学业、事业的失利，人际关系的破裂，遭遇意外事故或亲人离世，等等。这些都属于压力事件，其中对我们极具威胁性、造成严重影响的会成为创伤事件。创伤事件是否普遍发生？创伤离我们有多远呢？

创伤发生率

创伤事件类型

在世界卫生组织引导的全球性心理健康调查中，研究者将创伤事件分为八大类型，包括战争、身体暴力、性暴力、事故、亲人的意外死亡、网络事件（社交网络）、目击创伤和其他创伤。在不同发展水平的社会中，各类创伤事件的发生率和分布也存在明显差异。也就是我们常说的，一些国家相对较安全，另一些国家更容易发生暴力事件或各种意外。

对一般人群的研究表明，发达国家的大部分人在其一生中至少经历过一种创伤事件。我每次做报告时拿出这个数据，听众都很震惊，但看到这些有高发生率的创伤事件类型时就又觉得合情合理：发生率最高的三种创伤事件是亲人的意外死亡、机动车事故和被抢劫。欠发达国家的有限调查数据表明，与高收入国家相比，低收入和中等收入国家因伤害和事故（如交通意外）造成的创伤更多。

最近的一项全球性创伤发生率的调查结果发布于 2016 年，它依托 24 个国家的研究团队，进行了总计 26 项世界性心理健康调查，其中 14 项来自高收入国家，7 项来自中高收入国家，6 项来自低 / 中低收入国家，大部分调查均包括具有全国代表性家庭的样本，最后成功收集到 125718 份成年人受访者的有效数据。

调查结果划分了 29 种创伤事件，并将它们分为五大类（见图 4.1）：暴露于集体暴力（包括战区平民、难民、恐怖袭击地区的平民、被绑架、战区救援人员）、对他人造成或目睹严重身体伤害（包括故意伤害或杀害他人，参与战争，意外造成重伤或死亡，目睹暴行，目睹死亡、尸体、严重受伤）、人际暴力（包括被看护者殴打、目睹家庭暴力、被他人殴打）、亲密伴侣施暴或性暴力（包括强奸、

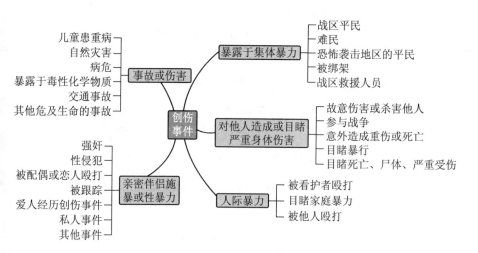

图 4.1　创伤事件的分类

性侵犯、被配偶或恋人殴打、被跟踪、爱人经历创伤事件、私人事件、其他事件）、事故或伤害（包括儿童患重病、自然灾害、病危、暴露于毒性化学物质、交通事故、其他危及生命的事故）。

进一步探究全球创伤发生率会发现，在所有国家和地区，70.4%的受访者至少经历过一次创伤事件，其中创伤发生率最低的国家是保加利亚，有28.6%的受访者报告经历过至少一次创伤事件，而在乌克兰，有84.6%的受访者报告曾经历过创伤事件，成为全世界创伤发生率最高的国家。欧美国家中，美国以82.7%的创伤发生率位居第一，德国为67.3%，法国为72.7%。在大洋洲，澳大利亚为76.2%，新西兰为79.3%。在亚洲，中国的创伤发生率为52.5%（但可能偏低，因为样本来自京沪），日本为60.7%。

在五大创伤事件类型中，最常见的是事故或伤害（发生率为36.3%），最不常见的是暴露于集体暴力（发生率为9.4%）。亲人意外死亡是最多人经历过的创伤事件，有31.4%的受访者报告曾经历过亲人意外死亡。考虑到创伤事件的发生可能不止一次，亲人意外死亡的比例占所有创伤事件的近六分之一（16.5%）。第二种常见的创伤事件是目睹死亡、尸体或严重受伤，有23.7%的受访者报告经历过这种创伤，占所有创伤事件的16.8%。第三种和第四种常见的创伤事件是被抢劫（14.5%的受访者报告）和危及生命的车祸（14.0%的受访者报告），分别占所有创伤事件的7.4%和6.1%。第五种是危及生命的疾病或伤害，占5%。以上五种最常见的创伤事件占各国所有创伤事件实例的51.9%。

2013年施测并于2019年发表的香港精神疾病调查是在中国进行的一项较新的创伤调查，有5377名年龄范围在16—75岁的受访者参与该调查。结果表明，64.9% 的人至少经历过一种直接的创伤事件，若包含间接创伤类型（目睹创伤和听闻创伤事件发生在亲友身上），则百分比上升至 88.7%。发生率前五的具体创伤事件依次为：交通事故（50.8%）、亲人或朋友突然死亡（44.2%）、危及生命的疾病或伤害（37.5%）、人身攻击（33.4%）、火灾或爆炸（30.2%）。此外，报告创伤事件的男性比例显著高于女性，但女性的报告中经历性创伤及其他创伤事件的频率显著高于男性。

另一项 2019 年来自江西和湖南的一般人群的调查结果显示，在 7218 名 18—81 岁成年受访者中，发生率前三的创伤事件依次为：交通事故（43.8%）、自然灾害（39%）、火灾或爆炸（29.4%）。

人一生中平均会经历几次创伤？

在世界卫生组织推行的全球性调查中，18.2% 的人只接触过 1 种创伤事件，12.7% 的人接触过 2 种，9.1% 的人接触过 3 种，30.5% 的人接触过 4 种及以上不同类型的创伤事件。总的来说，按发生次数计算的创伤暴露率为每 100 名受访者达 321.5 次。也就是说，每个人一生中平均会经历 3 次创伤事件。

在江西和湖南的一般人群的调查中，67.1% 的人报告自己至少经历过 1 次创伤事件，其中有 27.1% 的人甚至经历过 4 次及以上创伤事件。

香港精神疾病调查发现了不同年龄群体经历创伤事件的次数存在差异。26—35 岁人群经历创伤事件次数最多（平均为 4.18 次），36—45 岁人群次之（平均为 4.06 次），接下来是 46—55 岁人群

（平均为 3.77 次）、56—65 岁人群（平均为 3.57 次）、16—25 岁人群（平均为 3.64 次）、66—75 岁人群（平均为 3.21 次）。

在过往，创伤心理学界一般认为，随着年龄增长，累积经历的创伤事件次数也会越来越多，例如，人们年纪越大，就越容易经历亲友的突然离世。因此，这一调查结果对年龄与创伤累积的关联假说造成一定的冲击。研究团队也提出，56 岁以上人群报告创伤次数更少可能与这一年龄群体对创伤事件的感知和对创伤经历的淡忘有关。也就是说，他们可能不将亲友离世等经历视为创伤事件，或者无法回忆起经历过的所有创伤事件，因而报告创伤事件的次数比实际发生的次数少。当然，也不能排除每个代际经历的社会形态有差异。创伤随年龄增长而出现的累积效应可能仅在特定年龄段成立。

儿童与青少年的创伤发生率

心理疾病的发病似乎是一个连续的由量变到质变的过程，所以在童年期或青少年时期经历创伤事件因而被情绪困扰的人，在未来生活中对各种心理疾病有更高的易感性，也会有更高的功能受损和痛苦的风险。其中的重要原因是，青春期身心的剧烈变化及多重压力等因素有较大影响，在青少年阶段容易出现心理疾病的首次发病。因此，国内外创伤心理学界的学者越来越关注这一时期的创伤发生状况。

在一项关于全美青少年创伤暴露和创伤后应激障碍情况的调查中，共有 6482 名 13—17 岁青少年参与研究，结果显示，其中

61.8% 的人经历过创伤事件，女性比例显著高于男性。而在肯尼亚和南非的一项 2041 人参与的调查中，受访者的平均年龄为 15.8 岁，经历过创伤事件的人高达 83.6%。由成人回忆童年期创伤经历的丹麦全国样本则显示，87.1% 的成年人在童年期至少暴露于所测量的八种创伤事件中的一种。与成人样本相似，不同文化下的创伤风险程度也有差异。

中国目前缺少全国性儿童、青少年的创伤状况调查，但可以从我本人所在研究团队进行的一项大规模流动儿童创伤状况调查中大致了解中国儿童的创伤发生情况。这项调查在 2010 年开展，调查了北京 58 所主要为流动儿童设立的小学或中学的学生。这些流动儿童的来源覆盖全国 29 个省份，最终获得 16140 位 8—17 岁流动儿童的数据。其中，有 47.06% 的流动儿童报告自己经历过创伤事件。研究团队进一步将这些创伤事件分为三大类：事故和伤害（包含地震、其他灾难、事故、受伤或其他痛苦的医疗）、人际暴力（包含家庭暴力、家庭外暴力、性侵害）、社交网络上的创伤或目睹事件（包含目睹家庭暴力、目睹家庭外暴力、看到尸体、听闻亲人或朋友严重受伤或死亡）。最常见的童年期创伤事件是目睹家庭外暴力（24.16%）、看到尸体（15.72%）、家庭暴力（13.98%）；最不常见的童年期创伤事件是其他灾难（2.63%）、地震（2.74%）、性侵害（5.21%）。总体而言，最常发生的创伤事件类型是社交网络内的创伤或目睹事件，而事故和伤害类事件最少发生（见表 4.1）。

中国流动儿童中，平均每位儿童累计经历 1.08 种创伤事件，其中 38.39% 的儿童累计经历 1—3 种创伤事件，8.47% 的儿童累计经历 4—6 种创伤事件，0.52% 的儿童累计经历超过 6 种创伤事件。

表 4.1　中国流动儿童的创伤发生情况

		发生率（%）
事故和伤害	地震	2.74
	其他灾难	2.63
	事故	5.40
	受伤或其他痛苦的医疗	11.75
人际暴力	家庭暴力	13.98
	家庭外暴力	7.55
	性侵害	5.21
社交网络上的创伤或目睹事件	目睹家庭暴力	8.22
	目睹家庭外暴力	24.16
	看到尸体	15.72
	听闻亲人或朋友严重受伤或死亡	10.40

　　与当地同龄人相比，流动儿童更容易经历童年创伤。例如，与城市同龄人相比，他们会经历更多的家庭外暴力，这是因为他们往往居住在有更多暴力隐患的社区中。同时，受父母教育观念的影响，他们更容易在家庭中被体罚。

　　一项河南省的研究调查了 5122 名小学四至五年级的儿童，发现其中有 32.1% 的儿童经历过创伤事件。一项辽宁省的研究调查了 5756 位 12—18 岁的青少年，其中有 39.76% 的青少年经历过创伤事件。比较同类数据，相对其他国家，中国儿童和青少年的总体创伤发生率较低。

性别差异

不同文化下，与创伤暴露相关的因素也有所不同，但性别差异总是一个重要的议题。总体而言，在全球范围内，女性的创伤暴露风险普遍低于男性。在面临创伤风险的具体事件类型上，两性承受的暴露风险也有所不同。男性面临更多的身体暴力、事故（如交通事故）、目睹受伤或死亡，这与男性更多表现出冒险的特质有关，他们容易因冲动卷入暴力事件中，也容易从事冒险的活动。而女性更容易面临性创伤和亲密关系中的暴力，以及遭受父母以外的照料人的虐待。

还有一些研究发现，我国离婚家庭中的男孩更容易遭受家庭暴力，而再婚家庭中的女孩更容易遭受家庭暴力，这些都体现了不同性别的孩子在创伤暴露风险方面的差异。这可能是因为男孩更调皮，离婚后的家庭更容易因此出现亲子矛盾，同时我国很多家长都有男孩可以教育得更严厉的理念，使男孩容易遭受体罚。而女孩相比男孩更柔弱，再婚家庭的父母或许认为女孩不太容易反抗，敢对女孩实施身体惩罚。

经历创伤后，女性相较男性也更容易出现心理健康问题。在心理健康问题的类型上，两者也有所不同：男性更容易出现外化障碍，即对外部环境作出消极反应的一系列外向性行为，如行为障碍、物质滥用等；女性更容易罹患创伤后应激障碍（风险大约是男性的 2 倍）和相对隐蔽的创伤相关内化障碍，如焦虑、抑郁等。这种差异在儿童、青少年群体中也存在。

造成心理健康性别差异的原因大致有三个。首先，男性与女性经历的创伤事件类型不同，女性更常经历性创伤。相比其他创伤事件，性创伤更容易诱发创伤后应激障碍。其次，男性与女性所处的社会环境有所不同。社会资源—社会支持压力的假说指出，女性更可能在需要情感支持或情绪不佳的时候寻求社会支持，也因而更容易受支持匮乏的负面影响，或在寻求支持时得到负面的反馈。性别社会角色亦会影响一个人面对创伤事件的自我暴露程度和创伤后反应，女性更愿意袒露自己的消极情绪和创伤后症状，而男性受社会文化中"坚强"的要求的束缚，更多地掩饰或隐瞒自己的症状。最后，还有一个可能的原因是神经生物学方面存在的性别差异。面对创伤事件时，人们的情绪体验和记忆编码的脑区激活、内分泌系统的相互作用和神经反应等均存在性别差异，这种差异可能会导致特定性别的行为模式，进而与创伤相关的精神病理学相关联。

文化差异

在上述创伤发生情况大规模调查中，我们提到不同国家的人面临的创伤发生风险是不同的，具有一定的国别差异和文化差异。事实上，创伤发生风险的文化差异不仅体现在总体的创伤发生率上，还体现在特定类型的创伤发生率上。例如，尽管我国儿童总体的创伤发生率比美国低，但儿童经历家庭暴力和目睹家庭暴力的风险高于美国。这在一定程度上与"棍棒出孝子"的传统教育观念有关。

此外，西方国家女性性创伤的发生率都高于男性，但在我国的几项研究中，我国男性童年期遭受性骚扰和性虐待的比例都高于女性。很多学者指出，这一结果是我国女性不愿袒露曾经遭受性创伤所致。

我国传统文化重女性的贞洁，性创伤常被视为污点，很多女性受到性侵犯后不敢声张，也不敢报警，担心被别人指责或永远蒙上曾被"玷污"的阴影。在西方，情况与之相反，男性更不愿意报告自己遭受过性侵犯。在很多有关性创伤的咨询案例中都提到，一些男性来访者承受很严重的情绪问题，甚至出现心理障碍，来咨询室寻求帮助。即使如此，在咨询初期他们也不愿意谈论曾经遭受的性创伤，直到与咨询师建立足够的信任，才愿意分享这段经历。他们也几乎一致袒露，不愿意提及遭受过性创伤的原因是害怕被视为"男子气概不足""同性恋"等，尤其是已有亲密恋人的来访者，会更不愿意谈及此类话题。

经历创伤后人们的反应也受文化的影响。根据文化习俗和社会价值观的不同，有的行为会得到认可，有的行为会被否定和惩罚。随着个体的社会化进程，人们会学习文化赋予的要求，行为反应也会潜移默化地适应所属文化和社会。以丧亲和家庭暴力为例。

不同文化下的丧亲有不同的意义。在电影《寻梦环游记》中，死亡并不意味着悲伤，在每年的亡灵节，逝去的家人都会返回人间，与亲人团聚。同样，在牙买加文化中，死亡是一场欢庆。牙买加人认为死者的灵魂会停留9个晚上，最后在欢乐中离开人世。家人、朋友会在葬礼上唱歌、跳舞、打鼓，举办最后一场盛大的欢送仪式，死亡因而有了"善终"（good death）的俗称。

不同文化下的家庭暴力也对人有不同影响。在中国等大多数文化中，家庭暴力是一种发生在家庭关系中，会对身心造成伤害，违反道德和法律的行为。但在约旦，已婚女性认为丈夫的家暴行为是可以接受的，她们会把家暴行为归因于外部环境中的压力，如失业、工作不顺利，以此接纳丈夫的行为。如果表达不满情绪，她们甚至会为此自责。在非洲，已婚女性同样认为家庭暴力不算暴力，种族歧视这类行为才算暴力。

对于创伤事件和创伤导致的症状，各个文化有不同的解读。越南佛教徒认为创伤是超自然力量的惩罚，相信事物有因必有果，善有善报，恶有恶报，创伤后的症状被认为是违反天意、不应该存在的。柬埔寨文化认为人生来就是要受苦的，创伤后应激障碍的症状是人生中的必经之路，是存在和命运的具象化。因此，在柬埔寨创伤后的反应更容易被大家接受。

创伤导致的症状也有跨文化的差异。在印度尼西亚，有一位农民在 20 岁的时候因村庄附近发生军事冲突，目睹村民被军官带走并射杀。从此之后他开始出现各种症状，感到自己的生命力量在逐渐减弱，身体里有一种内在的压力拖着他下沉。他在院子里除草的时候，会看见一些黑色的小小人影，他认为自己被恶灵威胁了。他有时会失踪一段时间，回来后对家人说，他被带到了恶灵的世界并和一位恶灵结婚了。在中国，创伤后症状更容易表现为躯体症状，如神经衰弱，感到疲乏无力、虚弱，出现不明确的疼痛。在柬埔寨，人们遭受创伤后可能会"想太多"，记忆受损，出现类似惊恐发作的症状，突如其来地感到极度焦虑、紧张、恐惧，并伴随着心悸、呼吸急促、晕眩等躯体症状。

为了使创伤干预的内容和方法适用于本民族文化群体，不同国家和地区也会开展与文化相关的创伤干预。例如，对于美国老年人，干预方案会涉及金钱管理和法律事务；对于中国老年人，则会更关注养生，干预内容会涉及学习健康饮食知识、烹饪等。

常见创伤模式

创伤事件往往不会单独出现，不同类型的创伤事件经常同时发生。大量研究表明，经历过创伤事件会增加之后再次遭遇创伤事件的概率。创伤心理学领域里著名的剂量效应表明，创伤经历的叠加会增加心理健康的风险以及心理问题的严重程度。因此，很多研究者开始关注创伤事件同时发生的规律，他们发现同类型的创伤事件可能不是随机出现的，而是以某些模式伴随发生的。例如，父亲如果经常酗酒、殴打和责骂妻子与孩子，孩子就可能暴露于家庭暴力、目睹家庭暴力、受伤等多种类型的创伤事件中。上述这几类童年期创伤很容易发生在一个紊乱的家庭环境中。

美国一项大规模调查在 10123 名 13—18 岁青少年中展开，研究者发现了 4 种创伤暴露模式（见图 4.2）。第一种模式（132 人，占 1.3%）的特征是，18 种创伤事件的发生可能性较高（除了处于有毒环境、受恐怖组织影响、被伴侣打），这类青少年处于高创伤暴露的风险中，这种模式被称为"高创伤风险模式"。第二种模式（467 人，占 4.6%）的特征是，亲友死亡、亲友经历创伤、在家目睹暴力、性暴力和被强奸的发生可能性相对较高，这类青少年的创伤模式被称为"高性侵犯风险模式"。第三种模式（1579 人，占 15.6%）的特征是，亲友死亡、目睹受伤或死亡、重大灾难、被抢劫或威胁、被打（非亲友）的发生可能性相对较高，这类青少年的创伤模式被称为"非性侵犯风险模式"。第四种模式（7945 人，占 78.5%）是人群中最普遍存在的模式，特征是所有类别的创伤事件的发生可能性均较低（除了亲友死亡，亲友死亡在所有类别中都有较高的发生可能性），这类模式

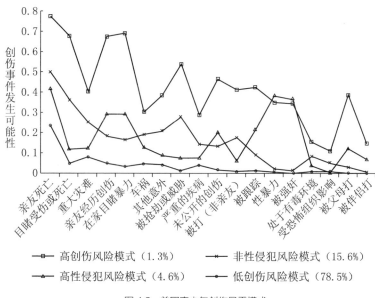

图 4.2　美国青少年创伤暴露模式

（来源：McChesney et al., 2015）

被称为"低创伤风险模式"。

　　一项综述梳理了 17 项西方样本研究，发现在西方的调查中，大多数研究发现了 4 种创伤模式；17 项研究都发现了一类创伤暴露程度很低的模式，在人群中占 50%—70%；也发现了一类有多种类型创伤暴露风险的高风险模式，在人群中占比低于 6%。除此之外，人际暴力模式（包括性暴力与非性暴力模式）也常常被发现。

　　我国相对缺乏成年人创伤模式的研究。我们可以从我所属研究团队对流动儿童的创伤模式的分析中，观察国内儿童童年期创伤模式的特征（见图 4.3）。第一种是低创伤暴露模式（占 60.4%），同其他研究类似，其发生概率很低。第二种是替代性创伤暴露模式（占

23.9%），有中等概率目睹社区暴力、目睹尸体、听闻死亡／受伤，以及经历痛苦的医疗。这是有创伤经历的类别中所占比例最高的模式。值得关注的是，尽管这些创伤并未发生在自己身上，但这类儿童的心理健康问题风险仍然比低创伤暴露模式的儿童高，可见，替代性创伤的风险也是不容忽视的。第三种是家庭暴力暴露模式（占10.5%），有中等概率目睹创伤事件，而有较高可能经历或目睹家庭暴力。这是在国内研究中发现的一个特殊的模式，也体现了我国家庭教育较包容"热暴力"行为的特点。要提醒家长的是，我们发现处于这个模式中的孩子的心理健康水平总体较低，家庭教育中的身体惩罚需要规避。

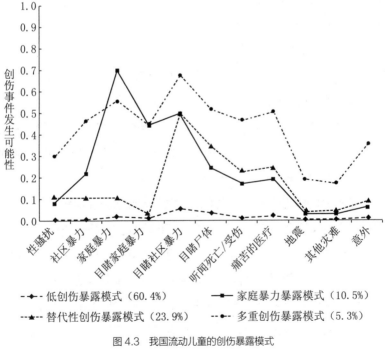

图4.3　我国流动儿童的创伤暴露模式

（来源：Liang et al., 2020）

第四种是多重创伤暴露模式（占 5.3%），所有创伤类型均有中等或较高发生概率。最需要关注处于这个模式中的孩子，因为他们可能出现更多的内化和外化问题。

高风险人群

遭受创伤的高风险人群往往有很高的心理健康风险，心理学家和相关领域的专家希望通过一些外显的特征，将这些高危人群识别出来。除了在介绍创伤事件发生情况时我们提到的年龄和性别之外，受教育程度是一个关键影响因素。

与受教育程度紧密相关的是暴力类创伤，如造成或目睹身体伤害、经历人际暴力。受教育程度高的人群经历暴力类创伤的可能性更低，这可能是因为他们较少出现在暴力冲突高发的情境中，遇到冲突时也尽量避免使用暴力解决问题。同时，受教育程度高也会更少发生意外类伤害。不过，世界卫生组织的调查显示，此类人群更容易被绑架，这是因为受教育程度高与经济地位高相关。

童年期的创伤是社会更关心的问题。大量研究证据表明，家庭结构和儿童的实际照料者是儿童、青少年创伤暴露风险的决定因素，与亲生父母生活在一起可以最大程度避免发生创伤事件，对儿童、青少年有重要的保护作用。我国存在大量的留守儿童和流动儿童，这些儿童会处于父母双方或一方照料缺失的状态。在父母外出务工期间，他们往往由祖父母或其他亲戚照顾。对流动儿童的研究发现，若流动儿童上学前的照料人不是父母，就可能经历更多的创伤事件。一方面，有父母监管可以帮助孩子排除很多意外风险。例如，很多流动儿童和留守儿童生活在农村地区，没有父母监管容易出现落水、意外烧伤等情况。另一方面，缺乏父母监管的儿童更可能受到亲戚或其他无关成年人的虐待。如果父母能更多地陪伴在孩子身边，对可能发生的风险有一定的了解和防范，会在很大程度上降低孩子经历童年期创伤的可能性，减少出现心理健康问题的风险。

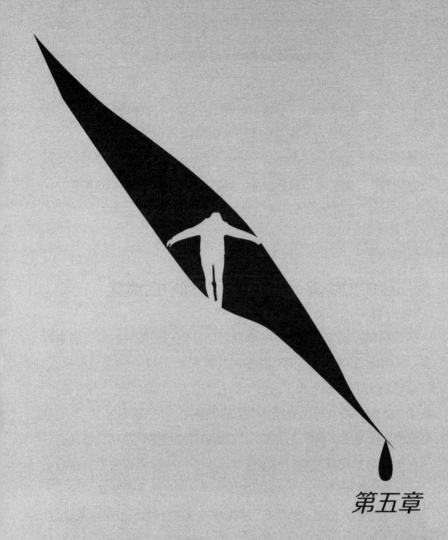

第五章

与创伤相关的心理障碍

创伤后应激障碍并不是唯一与创伤关联的心理障碍。实际上，创伤引发的心理障碍种类十分复杂。应激障碍具有不同的类型，抑郁、成瘾等大众更熟悉的精神障碍也常发生在创伤事件之后。这些精神障碍之间绝非泾渭分明、非此即彼的关系，相反，它们会相互关联，在一个受害者身上常常同时出现，我们称之为"共病"。

创伤后应激障碍：退伍老兵的战争后遗症

近些年，战争题材的影视作品对创伤后应激障碍的展现越来越多，2016 年的《比利·林恩的中场战事》和 2017 年的《敦刻尔克》《感谢您的服役》都展现了回归和平生活的士兵内心仍无法得到安宁。在《血战钢锯岭》等优秀战争电影的影评中，有不少观众表示："是好电影，但是不会看第二次了。""不能接受血腥的朋友请谨慎观看。"坐在荧幕前的观众都难以承受导演再现的枪林弹雨和血肉模糊的场面，从地狱中生还的士兵与内心的恐惧作斗争又该多么艰难！

事实上，人们对创伤后应激障碍的讨论就起始于战争结束之后。随着两次世界大战的发生，以及飞机、大炮等杀伤性武器开始在战场中出现，越来越多的士兵在战争结束后心理崩溃，陷入歇斯底里的状态，当时的军队医生把这种情况称为"战斗疲劳症"（combat fatigue）。"搜狐新闻"曾有一篇报道——《士兵患上战斗疲劳症有多恐怖？精神崩溃、彻夜哭闹、狂笑、尖叫》，描述了美国第 26 步兵师的奥特斯少尉于 1944 年在诺曼底地区的德军零星炮击中首次目睹了一名士兵的彻底崩溃——"大约午夜时分，我们部队第一次出现了战斗疲劳症——换句话说就是第一个精神崩溃者。他的举止是我所见过的精神崩溃者中表现最激烈的一个。两个士兵把他押入一个指挥部，将他摁在一个放在地板上的床垫上。此后，他在床垫上不断大声哭闹、狂笑、尖叫和小声抽泣，这种状况持续了整整一个晚上。夜里他还几次试图站起来逃跑，好几个人费了很大力气才将他重新按倒。"

除了战斗疲劳症，军队中还出现了"炸弹休克"（shell shock）和"精疲力尽"等术语，用来描述那些没有明显的外伤，但存在各种各样心理症状而失去战斗力的士兵的特殊状态。虽然当时对创伤后应激障碍知之甚少，但士兵们和军医们逐渐明白，这种战斗疲劳症是以遭受战争创伤而导致精神状况差为特征的。

在经历战争的士兵的研究中，关于越战退伍军人的研究尤其值得一提。尽管创伤后应激障碍在人为的和自然的灾难中都可能发生，但正是越战的失败才使专业的服务人员和公众对创伤后应激障碍有了更清醒的认识。越战是美国历史上持续时间最长的战争，美国至少耗费2500亿美元。令人想不到的是，越战结束后，它的影响仍然持续发酵：在战场上没有死于越南丛林的美国士兵，却在回到美国本土后死于自杀。美国退伍军人中心逐渐意识到，越南战争中美国士兵所遭遇的事情在美国军事战争史上是前所未有的，这使得退伍军人开始出现广泛的心理问题，但不论是退伍军人还是治疗者，当时都尚未察觉和意识到这种影响，误诊、误治和误解的现象普遍存在。

1980年，美国精神医学学会在对退伍军人综合征进行多年研究后，正式将创伤后应激障碍纳入《精神障碍诊断与统计手册（第三版）》中，这标志着创伤后应激障碍成为独立的精神障碍诊断。随后，在 1988 年和 1990 年的两项早期研究中，研究者发现，越战退伍军人的创伤后应激障碍患病率为 25%，主要症状包括对战争创伤象征的自主反应增强，对朋友的死亡感到内疚，性格暴躁、易怒，回避社交，等等。这些创伤后应激障碍的症状对退伍军人的生活造成很大影响，例如出现更多的身体疾病、待业、婚姻及家庭的不幸福。除此之外，研究者还发现，创伤后应激障碍症状的出现与战前人际关系较差、在战争中受伤、战友在行动中失踪、缺乏离开部队或服务的情绪准备、从越南返回后未能讨论感受等有关。

共病现象也在越战退伍军人群体中被发现和关注。在 107 例患创伤后应激障碍的退伍军人中，有 79.4% 的人至少还患有 1 种人格障碍，包括回避型、偏执型、边缘型、强迫型和反社会型等人格障碍，患抑郁、焦虑障碍的人所占比例也相当高。

2015 年的一项研究充分展现了战争对退伍军人的长期影响。这项在越战结束 40 年后对退伍军人创伤后应激障碍的纵向研究发现，27.1 万名退伍军人患有创伤后应激障碍和阈下创伤后应激障碍（即不满足创伤后应激障碍的诊断标准，但明显具有症候群中的一些症状），其中 1/3 在战后 40 年或更长时间内患有重性抑郁。基于这些研究，美国退伍军人中心深刻意识到创伤后应激障碍对退伍军人的影响，为此成立专门的部门——"创伤后应激障碍中心"，以保障退伍军人的心理健康，同时研究这一障碍的病因、诊断和治疗方法。

后来，临床心理学家发现，创伤后应激障碍不仅仅存在于战争创伤中，各类创伤事件都会引起这一障碍。其诊断标准也经历了几次修订，以下为 DSM-5 中的诊断标准。

* * *

DSM-5 中的创伤后应激障碍诊断标准

A. 以下述 1 种（或多种）方式接触于实际的或被威胁的死亡、严重的创伤或性暴力：

1. 直接经历创伤事件。

2. 目睹发生在他人身上的创伤事件。

3. 获悉亲密的家庭成员或亲密的朋友身上发生了创伤事件，在实际的或被威胁死亡的案例中，创伤事件必须是暴力的或事故。

4. 反复经历或极端接触创伤事件中令人作呕的细节 (例如，急救员收集人体遗骸；警察反复接触虐待儿童的细节)。

注：诊断标准 A4 不适用于通过电子媒体、电视、电影或图片的接触，除非这种接触与工作相关。

B. 在创伤事件发生后，存在以下 1 个（或多个）与创伤事件有关的侵入性症状：

1. 创伤事件反复的、非自愿的和侵入性的痛苦记忆。

注：6 岁以上儿童，可能通过反复玩与创伤事件有关的主题或某方面内容来表达。

2. 反复做内容和 / 或情感与创伤事件相关的痛苦的梦。

注：儿童可能做可怕但不能识别内容的梦。

3. 分离性反应 (例如，闪回)，个体的感觉或举动好像创伤事件重复出现 (这种反应可能连续出现，最极端的表现是对目前的环境完全丧失意识)。

注：儿童可能在游戏中重演特定的创伤。

4. 接触象征或类似创伤事件某方面的内在或外在线索时，产生强烈或持久的心理痛苦。

5. 对象征或类似创伤事件某方面的内在或外在线索，产生显著的生理反应。

C. 创伤事件后开始持续地回避与创伤事件有关的刺激，具有以下 1 项或 2 项情况：

1. 回避或尽量回避关于创伤事件或与其高度密切相关的痛苦记忆、思想或感觉。

2. 回避或尽量回避能够唤起关于创伤事件或与其高度相关的痛苦记忆、思想或感觉的外部提示（人、地点、对话、活动、物体、情景）。

D. 与创伤事件有关的认知和心境方面的负面改变，在创伤事件发生后开始或加重，具有以下 2 项（或更多）情况：

1. 无法记住创伤事件的某个重要方面（通常是由于分离性遗忘症，而不是诸如脑损伤、酒精、毒品等其他因素所致）。

2. 对自己、他人或世界持续性放大的负面信念和预期（例如，"我很坏""没有人可以信任""世界是绝对危险的""我的整个神经系统永久性地毁坏了"）。

3. 由于对创伤事件的原因或结果持续性的认知歪曲，导致个体责备自己或他人。

4. 持续性的负面情绪状态（例如，害怕、恐惧、愤怒、内疚、羞愧）。

5. 显著地减少对重要活动的兴趣或参与。

6. 与他人脱离或疏远的感觉。

7. 持续地不能体验到正面情绪(例如,不能体验快乐、满足或爱的感觉)。

E. 与创伤事件有关的警觉或反应性有显著的改变,在创伤事件发生后开始或加重,具有以下2项(或更多)情况:

1. 激惹的行为和愤怒的爆发(在很少或没有挑衅的情况下),典型表现为对人或物体的言语或身体攻击。

2. 不计后果或自我毁灭的行为。

3. 过度警觉。

4. 过分的惊跳反应。

5. 注意力有问题。

6. 睡眠障碍(例如,难以入睡或难以保持睡眠,或休息不充分的睡眠)。

F. 这种障碍的持续时间(诊断标准B、C、D、E)超过1个月。

G. 这种障碍引起临床上明显的痛苦,或导致社交、职业或其他重要功能方面的损害。

H. 这种障碍不能归因于某种物质(例如,药物或酒精)的生理效应或其他躯体疾病。

对于创伤后应激障碍的四类症候群(诊断标准B、C、D、E),我们已经在第三章中详细说明。在此需要特别提醒的是,创伤后应激障碍的诊断一定要满足诊断标准A,这是作出创伤后应激障碍诊断的先决条件。

尽管创伤后应激障碍的诊断标准经历了数次修订，但其主要争议是诊断中是否应包括类似抑郁、焦虑等一般性情绪痛苦的诊断，也就是 DSM-5 的诊断标准 D 中的症状。目前以 DSM 为主导的观点认为，这些症状经常出现在创伤人群身上，应当纳入诊断标准中。事实上，从 DSM-IV 到 DSM-5，最大变动就是增加了"认知和心境方面的负面改变"的症候群。而以世界卫生组织为主导的《国际疾病分类》（*International classification of diseases*，简称 ICD）体系认为，这些一般性情绪痛苦的症状可能增加了创伤后应激障碍诊断的共病概率。也就是说，创伤后应激障碍与抑郁常常共病很可能是因为，二者的诊断标准中包括相似的症状。因此，在 2018 年推出的第十一版（ICD-11）中，创伤后应激障碍的诊断标准仅包括再体验、回避和高警觉的症状。无论如何，这三类症状已经得到学界的认可，是创伤后应激障碍的特征性表现。

复杂性创伤后应激障碍：更广泛的创伤后遗症

2018 年世界卫生组织发布《国际疾病分类》第 11 次修订版。在创伤和压力相关精神障碍的分类中，引入一个新的诊断类别——复杂性创伤后应激障碍（complex post-traumatic stress disorder, 简称 CPTSD），与创伤后应激障碍并列。

复杂性创伤后应激障碍究竟"复杂"在什么地方呢？首先，复杂性创伤后应激障碍患者的创伤源往往更复杂，通常源于长期、反复，特别是人为所致的创伤，如童年期虐待、家暴、性侵、长期囚禁等。而创伤后应激障碍更适用于突发性重大创伤事件后，如自然灾难、意外事故等天灾和意外类事故。人祸比天灾持续时间长，往往带有很强的人为恶意，被害者感到自己被施害者控制，无法从该环境中逃脱。这样的经历相比自然灾难和意外事故，更容易导致自我认同问题、创伤性连接（病态的人际关系）、破裂的世界认知等，会带来更严重的社会功能损害。

表 5.1

ICD-11 中对复杂性创伤后应激障碍和创伤后应激障碍的诊断和症状的比较

创伤后应激障碍	复杂性创伤后应激障碍
创伤暴露（必须有）	必须满足所有创伤后应激障碍的诊断要求，并有自我组织失调
此时此地的再体验（2 条中需满足 1 条）	**情绪调节困难（2 条中需满足 1 条）**
1. 噩梦	7. 情绪反应
2. 闪回	8. 情绪麻木
回避与创伤相关的事物（2 条中需满足 1 条）	**负面自我概念（2 条中需满足 1 条）**
3. 回避内部创伤线索	9. 失败感
4. 回避外部创伤线索	10. 无价值感
威胁感（2 条中需满足 1 条）	**人际关系问题（2 条中需满足 1 条）**
5. 警觉	11. 与他人疏离
6. 过度唤起	12. 难以与他人维持亲密关系
与上述症状相关的功能障碍（必须有）	**与上述症状相关的功能障碍（必须有）**

其次，复杂性创伤后应激障碍的症状表现往往更复杂。在症状上，复杂性创伤后应激障碍包括创伤后应激障碍的三大症候群，即再体验症状、对创伤线索的回避和逃避、当下持续的威胁感（高警觉），

这些都是与创伤紧密相关的特异性症状。除此之外，它还有另外三组症状，即情绪调节困难、消极的自我概念和人际关系问题，它们被统称为"自我组织失调"（disturbance in self-organization，简称DSO），是更具一般性的症状，但对日常生活中的情绪状态和人际交往等产生广泛而深远的影响。

消极的自我概念

复杂性创伤后应激障碍患者往往不自信，自我效能感低。童年期来自家庭的虐待和忽视是导致其自我价值变化的重要原因，这也是复杂性创伤后应激障碍重要的诱因。父母对孩子一味否定会使孩子在坏事发生时，倾向于自责；受到欺负时，也认为是自己不够好；寻求父母的关注却被忽视时，认为是自己太黏人，不懂体谅父母的辛苦；无法完成父母的要求时，觉得比不过其他孩子，因而内疚。

长期被父母或其他人贴上"太麻烦""太敏感"的标签，久而久之，孩子会相信自己容易犯错，进一步内化这些观念，形成消极的自我概念。他们逐渐认为自己讨厌、丑陋、蠢笨，不值得被爱，这份罪责感将他们与很多消极信念牢牢绑在一起，产生"我不管做什么都不够好""我的能力就是很差""没有人会爱我"等消极信念，甚至容易成为自证预言。

人际关系问题：难以形成亲密关系

每个人从孩童时期开始，都希望自己有被接纳、被爱的感受。如果始终无法找到爱与归属感，往往终生都在渴望亲密与恐惧亲密中徘徊、挣扎。复杂性创伤后应激障碍患者在幼年时由于家长的虐待和忽视，往往无法形成良好的依恋模式，使他们在未来也难以形成良好的亲密关系。

依恋理论的核心假设是，处于发展早期的儿童与父母（养育者）的关系是否安全，将表现在儿童一生的人际关系中。鲍尔比（John Bowlby）提出，养育者对儿童的持续关注和反应塑造安全依恋，使他们能够积极寻求并获得重要他人的支持。相反，前后不一致、反应迟钝或虐待性的养育会干扰这一过程，产生不安全依恋，使儿童不信任或害怕与养育者接触。这种早期经验在心理上被内化为未来关系的内部工作模型，当个体进入青春期及成年期，早期与养育者的互动关系会成为由内部工作模型驱动的互动风格。

互动风格在成人依恋研究中得到进一步解释。成人依恋是成人对其童年早期依恋经验的回忆和再现，以及当前对童年依恋经验的评价，通常被描述为亲密关系中的互动模式。焦虑依恋者面对亲密关系时倾向于过度激活依恋系统，例如积极寻求依恋对象的关心、支持和爱以降低紧张感受，得不到回应时会严重增加焦虑；回避依恋者倾向于与依恋对象保持情感距离，使用抑制依恋系统激活的方式面对依恋对象。这两种依恋方式可以用生活中"追"和"跑"的形象描述来理解：焦虑依恋者需要获得依恋对象的注意，一直追着依恋对象跑，得不到关注就会抓狂；回避依恋者往往需要个人空间，需要自己的距离，总是表现得有点"高冷"。现实中常见的一种组合是焦虑依恋者和回避依恋者成为恋人，一个人要追，另一个人感到不舒服，就要跑。最后，焦虑依恋者更焦虑，而回避依恋者往往逃避问题，不知如何解决……安全依恋者在依恋系统激活时能够有效地调节情绪，在亲密关系中认可自我和他人的价值。我们时常建议，要找一个安全型伴侣，从而得到稳定的关系。

创伤经历在依恋视角下被描述为，儿童在依赖和脆弱的发展早期没有得到父母或养育者这一依恋对象的充分照顾，其安全和生存需要得不到满足而产生痛苦体验，损害儿童的情绪调节能力、自我整合与维持人际关系的能力。面对发展早期的创伤，儿童可能会用两种策略应对：首先是过度唤醒，即极度痛苦；其次是在长期创伤环境下发展出类似解离的防御策略，以隔离情绪体验，抑制情绪表达，维护生存。可能出现的情况包括断绝与身体、情绪、他人的联结，压抑热情、内在的生命力，以及与人保持距离，等等。但这将让人感到空虚和寂寞，在内心深处也因为否定真实的自我和真实的需求而充满负罪感。

大部分人遇到这样的处境可能不会全然孤立自己，但会隐藏一部分真实的自我。表面上按照社会期许参与社交活动，但不与任何人交心。他们在亲密关系中通常有两种表现：一种是安于假性亲密感，即表面维持亲密状态，但既不敢真正了解恋人，也不敢让恋人看到真实的自我。他们因创伤经历而不愿承受亲密关系中的痛苦与失望，所以采用停止怀抱希望、停止相信任何人的策略，让"抱持希望与期待太危险"的认知固化。最终，拒绝对任何人或事物产生依恋，用充满怀疑的滤镜看待世界。另一种是在亲密关系中一味服从。他们的父母往往过于强势和霸道，让他们失去独立性和自主性。习惯性服从于他人，担心自己对他人的要求过高而影响关系。但即便他们唯唯诺诺，也难以得到真正的亲密关系。

情绪调节问题：活在焦虑中

成长在父母情绪不稳定的家庭中，孩子很容易成为家中的"小大人"。如果父母情绪不稳定，为了保护自己（和兄弟姊妹），孩子可能会因为要随时留心父母情绪波动的细微迹象而养成长期高度警惕的习惯，也就是复杂性创伤后应激障碍诊断标准中提到的持续的威胁感。

久而久之，神经系统会因为持续处于高度警觉的状态而无法放松，并倾向于时刻提防危机发生，难以处于舒服的状态。事实上，这样的人更容易被易怒和紧张不安，被注意力问题和睡眠问题困扰，也容易出现焦虑的症状。他们还容易因为意料之外的事情而无法适应，进入濒临崩溃的状态。

治疗之路

在复杂性创伤后应激障碍的治疗中，要化解的问题较多。除了需要帮助个体治疗创伤后应激障碍症状，还有其他治疗目标：重建自主感与控制感；学习情绪调节技能；建立健康、积极的人际模式。

赫尔曼（Judith Lewis Herman）认为，造成复杂性创伤后应激障碍症状的核心是自主权的丧失及与他人情感联系的中断。因此，她提出恢复的三个主要阶段为建立安全感、回顾与哀悼、重建与正常生活的联系。

2012 年国际创伤应激研究学会（International Society of Traumatic Stress Studies，简称 ISTSS）发布了面向成年人的复杂性创伤后应激障碍干预指南，倡导阶段化干预模式。这一干预模

式与赫尔曼提出的三阶段模式基本相符：第一阶段是稳定化阶段
（stabilization phase），主要目的是帮助患者建立安全感，同时进行相
应的技能训练（例如，情绪识别及表达的能力、社交技巧等）。这一
阶段可以帮助患者重新获得安全感与掌控感，增加走出创伤阴影的自
我效能感，并掌握一些特定技能和策略，以应对随后创伤处理阶段可
能出现的不适，为之后的干预阶段作准备。第二阶段是创伤处理阶段
（trauma processing phase），主要目标是帮助患者处理与创伤相关的
记忆。例如，通过暴露、叙事等方式帮助患者面对创伤经历，让他们
在安全的情境中获得对创伤记忆的掌控感，重塑他们对创伤的认知。
也就是帮助他们把散落在记忆的书架下的创伤记忆重新整齐地放在书
架上，将创伤经历整合到个人的生命历程中。第三阶段是巩固与促进
转化阶段（consolidation and transition phase），主要目的是帮助患者
巩固在治疗中习得的情绪、社交等技能，并将这些技能泛化，帮助患
者将咨询中习得的模式应用于更广阔的现实生活，以处理和应对新的
挑战。第三阶段还包括一个补充阶段，需要排查可能忽略的其他心理
问题。

急性应激障碍：是正常的应激表现还是精神障碍？

关于创伤后应激反应，DSM-IV 中引入另一种关于应激的障碍，
即急性应激障碍（acute stress disorder, 简称 ASD）。DSM-5 修订了
其诊断标准，包括侵入性症状、负面心境、分离症状、回避症状和唤
起症状等 5 个症候群，共 14 个具体症状条目。侵入性症状包括反复

回忆起创伤事件、反复做相关的梦、重复创伤事件中的行为、创伤事件相关线索引起的痛苦反应；负面心境指不能体验到正面情绪；分离症状指对已有的变化缺乏真实感（恍惚），遗忘创伤事件重要的部分；回避症状指回避与创伤事件相关的记忆及线索。这些症状有很多与创伤后应激障碍的症状重合或类似，但最大的差别是，急性应激障碍症状出现时间为创伤后3天至1个月。如果症状出现时间超过1个月，则应考虑诊断为创伤后应激障碍。

＊＊＊

DSM-5中的急性应激障碍诊断标准

A. 以下述1种（或多种）方式接触实际的或被威胁的死亡、严重的创伤或性暴力：

1. 直接经历创伤事件。

2. 目睹发生在他人身上的创伤事件。

3. 获悉亲密的家庭成员或亲密的朋友身上发生了创伤事件。

注：在实际的或被威胁死亡的案例中，创伤事件必须是暴力的或事故。

4. 反复经历或极端接触创伤事件令人作呕的细节（例如，急救员收集人体遗骸；警察反复接触虐待儿童的细节）。

注：此标准不适用于通过电子媒体、电视、电影或图片的接触，除非这种接触与工作相关。

B. 在属于侵入性、负面心境、分离、回避和唤起这5个类别的任一类别中，有下列 9 个（或更多）症状，在创伤事件发生后开始或加重：

侵入性症状

1. 对创伤事件的反复的、非自愿的和侵入性的痛苦记忆。

注：儿童可能通过反复玩与创伤事件有关的主题或某方面内容来表达。

2. 反复做内容和 / 或情感与创伤事件相关的痛苦的梦。

注：儿童可能做可怕但不能识别内容的梦。

3. 分离性反应 (例如，闪回)，个体的感觉或举动好像创伤事件重复出现 (这种反应可能连续地出现，最极端的表现是对目前的环境完全丧失意识)。

注：儿童可能在游戏中重演特定的创伤。

4. 对象征或类似创伤事件某方面的内在或外在线索，产生强烈或长期的心理痛苦或显著的生理反应。

负面心境

5. 持续地不能体验到正面情绪 (例如，不能体验到快乐、满足或爱的感觉)。

分离症状

6. 个体的环境或自身的真实感的改变 (例如，从旁观者的角度来观察自己，处于恍惚之中，时间过得非常慢)。

7. 不能想起创伤事件的某个重要方面 (通常由于分离性遗忘症，而不是由于诸如脑损伤、酒精、毒品等其他因素)。

回避症状

8. 尽量回避关于创伤事件或与其高度有关的痛苦记忆、思想或感觉。

9. 尽量回避能够唤起关于创伤事件或与其高度有关的痛苦记忆、思想或感觉的外部提示(人、地点、对话、活动、物体、情景)。

唤起症状

10. 睡眠障碍(例如,难以入睡或难以保持睡眠,或休息不充分的睡眠)。

11. 激惹的行为和愤怒的爆发(在很少或没有挑衅的情况下),典型表现为对人或物体的言语或身体攻击。

12. 过度警觉。

13. 注意力有问题。

14. 过分的惊跳反应。

C. 这种障碍的持续时间(诊断标准 B 的症状)为创伤后的 3 天至 1 个月。

注:症状通常于创伤后立即出现,但符合障碍的诊断标准需持续至少 3 天至 1 个月。

D. 这种障碍引起临床上明显的痛苦,或导致社交、职业或其他重要功能方面的损害。

E. 这种障碍不能归因于某种物质(例如,药物或酒精)的生理效应或其他躯体疾病(例如,轻度的创伤性脑损伤),且不能用"短暂精神病性障碍"来更好地解释。

在《国际疾病分类(第十版)》(ICD-10)和《中国精神障碍分类与诊断标准(第三版)》(CCMD-3)中也分别有关于急性应激障碍

的描述。ICD-10 中将其称为"急性应激反应"（acute stress reaction,简称 ASR），定义为过程性障碍，作为对严重躯体或精神应激事件的反应，一般在几小时或几天内消退。典型表现是茫然状态，意识狭窄，注意不到周围的环境，也就是 DSM-5 中强调的分离症状，缺乏真实感。CCMD-3 中将急性应激障碍定义为在受急剧、严重的精神刺激后立刻（1 小时之内）发病。表现为强烈恐惧体验或精神运动性抑制，甚至木僵。如果应激源被消除，症状往往历时短暂，预后良好，完全缓解。它们对急性应激障碍的定义及诊断有一定的差异，但共同之处是，急性应激障碍症状表现早，时程短；典型症状是分类症状，表现为茫然、木僵。

然而，在 2018 年发布的 ICD-11 中，急性应激障碍不再被列为一种精神障碍。急性应激期的反应被重新归类为创伤反应，放入健康影响因素中。这一举措也反映了学界持续的争议——创伤后急性应激期的心理反应应当被视为特殊时期正常的应激表现，还是该视为一种精神障碍？我们之前已经提到，在创伤后出现一些应激反应是特殊时期的正常反应，这类反应往往会快速消退，不会对生活造成很大影响。一般来说，如果创伤源消除，多数人的症状可在 2—3 天内迅速缓解。当然，确实有一些人的症状持续更久，如一至两周，往往也对生活产生一定影响，但其中一部分人会在一个月后自发缓解。因此，一派观点是急性应激期的诊断是不必要的。

另一派观点认为，尽管急性应激障碍症状的时程短，且大部分能自愈，但它的引入可以将急性应激反应概念化。临床上对急性应激障碍的诊断更容易筛查出创伤后应激障碍风险高的人群。研究中也发现，急性应激障碍对创伤后应激障碍有较强预测性，其分离反应是半年后患创伤后应激障碍的最佳预测指标，同时也是确定创伤后应激障碍严重程度的唯一预测指标。因此，作出急性应激障碍的诊断并尽早干预，可以有效预防创伤后应激障碍。

小红	小蓝
都经历了韩国梨泰院踩踏事件	
小红处在队伍的末端，没有承受过大的压力	小蓝处在队伍的最前端，周围的两三个女生都死了
两天后，小红与小蓝都惊魂未定，他们一方面庆幸自己生还，另一方面发现自己极为焦虑，过度紧张。他们无法接受和他人的触碰，且不由自主地跟进新闻报道。但一看到与事件相关的视频，他们就会浑身出汗，无法冷静，也无法停止回想踩踏的现场。他们晚上会做噩梦，白天也有侵入性想法。	
在过去的两周内，小红逐渐恢复正常生活（创伤前的水平），虽然她知道自己永远不会忘记那个夜晚，但那些记忆渐渐不再经常性、不受控地进入她的大脑；与踩踏事件有关的信息有时会导致短暂的恐慌，但这种反应已不会持续很久。	两周后，小蓝仍旧没有恢复。他情绪低落，无法到人多的地方和接受别人的触碰，无法集中精力工作，睡眠很差，常做噩梦；回避与踩踏事件相关的信息，仍旧不可控地想起当时周围的尖叫声、绝望感和被挤压感，有时甚至将身边的人看成踩踏事件中的丧生者，感觉自己被困在那个夜晚。

图 5.1　急性应激障碍的诊断案例

在临床工作中，我们对创伤后短期内的应激反应该作何判断，需要更多考虑当事人的整体状态。如案例所示（见图 5.1），尽管小红和小蓝都经历了相同的创伤事件，短期内都出现情绪和生理上的一些反应，但小红的应激反应较弱，不影响生活和整体功能。而小蓝像被困在了创伤情境中，尽管她尚处于创伤后的应激期，但也应该接受专业帮助，以取得更好的治疗效果。

对于急性应激障碍的发病机制，多数研究者认同分离理论：人们通过抑制对创伤体验的觉察而回避创伤体验，从而将创伤导致的消极情感后果减至最小。具体地说，首先，创伤分离损害了创伤体验的编码；其次，创伤分离阻止了被编码的创伤记忆的提取。因此，在急性应激障碍的诊断标准中存在更多的分离症状。

抑郁症：灵魂陷入寂静

抑郁症实际上是创伤后发生率最高的心理障碍，也是最容易固化的障碍——抑郁症在创伤事件发生多年后仍然困扰着当事人。在汶川特大地震发生 8 年后，仍有 25% 的成年幸存者被较严重的抑郁症状困扰，而此时仅有 12% 的人的创伤后应激障碍症状较严重。在本研究团队的研究中也发现，汶川特大地震发生 4 年后，儿童的抑郁症状（30%）明显比创伤后应激障碍的症状（7%）普遍，而且抑郁症的病程发展比创伤后应激障碍更稳定。

在我们对于震后幸存者的追踪研究中发现，幸存者的心理症状在震后的初始阶段更多属于创伤后应激障碍的症状范畴，例如回避地震的话题，持续性做关于地震的噩梦，一想到地震就非常恐惧。但 2—3 年后，他们报告的症状多属于抑郁症的症状范畴，例如持续性的情绪低落，觉得未来没有希望，提不起精神来，等等。这时，他们的创伤后应激障碍症状已经逐渐自发缓解。

创伤后症状演变的重要原因是，创伤线索容易随着时间消失，创伤人群很少遇到创伤线索，也不需要回避象征性符号，其创伤后应激障碍症状就逐渐自行恢复了。但消极的情绪和认知不容易随着时间自发改变，日常压力事件更容易诱发有心理症状的人群的抑郁症状，在生活中压力又是避无可避的，所以抑郁症状很容易维持。

*　*　*

DSM-5 中的重性抑郁障碍诊断标准

A. 在同样的 2 周时期内，出现 5 个以上的下列症状，表现出与先前功能相比不同的变化，其中至少 1 项是心境抑郁或丧失兴趣或愉悦感。

注：不包括那些能够明确归因于其他躯体疾病的症状。

1. 几乎每天的大部分时间都心境抑郁，既可以是主观的报告（例如，感到悲伤、空虚、无望），也可以是他人的观察（例如，看到流泪）。

注：儿童和青少年，可能表现为心境易激惹。

2. 几乎每天或每天的大部分时间，对于所有或几乎所有活动的兴趣或乐趣都明显减少（既可以是主观体验，也可以是观察所见）。

3. 在未节食的情况下体重明显减轻，或体重增加（例如，一个月内体重变化超过原体重的 5%），或几乎每天食欲都减退或增加。

注：儿童则可表现为未达到应增体重。

4. 几乎每天都失眠或睡眠过多。

5. 几乎每天都精神运动性激越或迟滞（由他人观察所见，而不仅仅是主观体验到的坐立不安或迟钝）。

6. 几乎每天都疲劳或精力不足。

7. 几乎每天都感到自己毫无价值，或过分的、不适当的感到内疚（可以达到妄想的程度；并不仅仅是因为患病而自责或内疚）。

8. 几乎每天都存在思考或注意力集中的能力减退或犹豫不决（既可以是主观的体验，也可以是他人的观察）。

9. 反复出现死亡的想法（而不仅仅是恐惧死亡），反复出现没有特定计划的自杀观念，或有某种自杀企图，或有某种实施自杀的特定计划。

B. 这些症状引起有临床意义的痛苦，或导致社交职业或其他重要功能方面的损害。

C. 这些症状不能归因于某种物质的生理效应，或其他躯体疾病。

注：诊断标准A—C构成了重性抑郁发作。

注：对于重大丧失（例如，丧痛、经济破产、自然灾害的损失、严重的躯体疾病或伤残）的反应，可能包括诊断标准A所列出的症状，如强烈的悲伤、沉浸于丧失、失眠、食欲不振和体重减轻，这些症状可以类似抑郁发作。尽管此类症状对丧失来说是可以理解的或反应恰当的，但除了对于重大丧失的正常反应之外，也应该仔细考虑是否还有重性抑郁发作的可能。这个决定必须基于个人史和在丧失的背景下表达痛苦的文化常模来作出临床判断。

D. 这种重性抑郁发作的出现不能更好地用分裂情感性障碍、精神分裂症、精神分裂症样障碍、妄想障碍或其他特定的或未特定的精神分裂症谱系及其他精神病性障碍来更好地

解释。

E. 从无躁狂发作或轻躁狂发作。

注：若所有躁狂样或轻躁狂样发作都是由物质滥用所致的，或归因于其他躯体疾病的生理效应，则此排除条款不适用。

典型症状

DSM-5 中抑郁症的症状看似很多，但核心点只有三个：低情绪、低认知、低运动，我们可以用"三低"的口诀来记忆。首先是低情绪，抑郁症患者常常感到了无生趣、哀伤、自卑、沮丧、失落，同时快感缺失，在自己很感兴趣的事情中也无法体验到快乐。其次是低认知，抑郁症患者会出现思维能力减退的表现，例如思维加工困难，注意力难以集中，常常一副漫不经心、失魂落魄的样子。最后是低运动，抑郁症患者会出现精神运动性迟缓，常常懒于活动，动作迟缓，一副懒洋洋的样子。

我们可以从《丈夫得了抑郁症》这部描述抑郁症的电影中形象地理解抑郁症的表现。

患有重性抑郁症的人，在生活中看起来或许就像缓慢爬行的蜥蜴陷入情绪的流沙，光是保持现状，就已经耗光所有力气。该影片中的男主人公高崎就像这只蜥蜴一样，在生活的沙漠里挣扎。在他身上，似乎早已出现一些"奇怪"的症状：记忆力变差，对外界的刺激反应变慢，对食物不再感兴趣，失眠，头疼、背疼，觉得自己没有用……于是，随着高崎的妻子——晴子的一句："老公，你怎么了？"影片拉开了介绍抑郁症的帷幕。

影片以高崎和晴子的生活为背景，以"丈夫得了抑郁症"这一事件为主线，从抑郁症的病因刻画、病症展示到治疗建议，为观众做了一次关于抑郁症的介绍和科普，讲述了一位丈夫因为工作和生存压力患上抑郁症，妻子用理解、包容、支持和爱与他共度"至暗时刻"的故事。

心境抑郁与快感缺失

影片中高崎的语调平静而低沉，脸上的表情从麻木，进而转变成挣扎、悲伤和痛苦，对他来说，快乐好像消失了，有的只是日复一日、无休无止地轮回，每天乘坐着拥挤窒息的电车，到公司接受无理取闹的客户的折磨，毫无食欲地度过午餐时间，继续令人折磨的工作。

最后回到家中，可家里似乎也没有什么事情能让高崎提起兴趣，和晴子"亲热"似乎也已经是很久远的事情了。他在地铁上情绪失控，失声哭泣。多次对妻子说"感觉好像被抛弃了一样，好寂寞"。他眼中的世界好像失去了色彩，变得单调、灰暗，一切了无生趣甚至失去了意义——他时常感到悲伤、无望、没有意义，几乎每天对于所有或几乎所有的活动的兴趣都减少甚至丧失了。

食欲减退与躯体症状

晴子发现丈夫的异常后，通过回忆想到高崎已经有很长一段时间表现出一些身体上的不适。例如，持续性的食欲减退。高崎带去公司的便当给了同事，而之前他最喜欢吃的食物现在也没有胃口吃，被留在了盒子里。家里的餐桌上，面对一桌子的菜肴，他没有任何兴趣，吃了几口便去休息了。随着时间的推移，影片中高崎的身形以肉眼可见的速度消瘦下去，体重明显减轻。不仅如此，高崎还每天失眠，难以入睡，在进行一段时间的治疗之后，又变得十分嗜睡。每天下班回到家之后，要么满脸疲惫，要么一头倒在客厅的沙发上，不愿再起来。他的记忆力开始减退，明明没有躯体疾病，却常常出现头痛、背痛、恶心呕吐等躯体症状。

事实上，现实生活中很多抑郁症患者的症状也起源于躯体症状，但最初他们没有意识到自己其实是心理出了问题。在医院多次检查后，或许会有医生建议他们去心理门诊看看，最终才发现问题所在。

精神运动性迟滞

高崎与人交流的时候，通常低着头，避开对方的视线。每当他抬起头，脸上的表情也常常是僵硬、凝滞的，像是用满脸的褶子堆出来一个礼貌性回应。在需要回应时候，他通常需要好一会儿才有反应，语速很缓慢。这些就是精神运动性迟滞的表现。

影片中还有一句重要的话——"病情好到一半时是最可怕的"，其实是精神运动性迟滞的重要体现。影片中晴子妈妈的店里曾经出现一位年轻的顾客，因为抑郁症从东京返乡生活。有一次，这位年轻的顾客到晴子妈妈的店里时已经逐渐恢复，脸上露出了笑容，但不久后听说他自杀了。这样的例子在现实生活中也不少见。在临床中，医生一定会叮嘱家属，重性抑郁缓解后，要谨防患者自杀。这是因为重性抑郁会严重影响患者的运动功能，很多患者此时无法下床，从床上起来再走到窗户旁，对患者来说都十分艰难，他们在这时有自杀的心但没有自杀的力气。好转后，患者的运动能力有所恢复，但自杀意念没有消减，这个时期就是最危险的时候。

自杀意念

在影片中，高崎不止一次地表达过自杀意念，也有过一次自杀未遂的行为：在早上起床的时候，他带着刀找到晴子说，"什么都做不了，头好疼，我好想死啊"；他还在公司的天台边缘游走，往下看，内心纠结着跳与不跳；在和晴子聊天的时候说自己曾多次想过自杀；某次与晴子发生争执后失控，他认为自己消失了就不会再给大家添麻烦，选择在浴室里上吊，晴子及时赶到，才避免悲剧的发生。

消极的自我概念

高崎在抑郁时常常认为自己是一个"毫无价值的人"：出门上班前看着门口的垃圾发呆，"这些都是没用的东西啊"，或许垃圾就像他眼中的自己一样；辞职之后每天在家里躺着，觉得自己"对不起社会""不被需要了""没有价值了"，对什么事情都说对不起，觉得都是自己的错，一边蜷在被窝里哭，一边为所有的事情道歉——几乎每天都感到自己毫无价值，或过分地、不恰当地感到愧疚。

这实际上也是抑郁对认知能力的影响，从而影响自我概念。很多患者患上抑郁症后发现，以前轻易能做到的事情变得困难了，例如影片中高崎突然不会做饭了。生活中，很多学生患者常常会报告自己的学习能力大幅度下降，学习时无法集中注意力，学业成绩也严重下滑，这会进一步增加消极情绪。

治疗方法

我们也结合这部影片，谈一谈如何治疗抑郁症。

其一，用药物减轻症状，同时改善睡眠。高崎去看医生，医生给他开了两种药，一种是兰释（Luvox），作用于脑神经细胞的五羟色胺再摄取抑制剂，另一种是安眠药，用来治疗高崎的失眠。研究表明，失眠症状不仅是抑郁症的一个伴随症状，还是抑郁症起病及复发的危险因素。很多因抑郁症有自杀意念的患者都提到，最痛苦的时候，他们一夜都无法合眼。在抑郁症的治疗中，改善睡眠是必不可少的。

与此同时，一定要嘱咐患者的是，药物具有延时作用，抑郁症状也会反复出现。就像影片中另一位抑郁症患者对高崎说的，"抗抑郁药物一开始并不会有很大的作用"，而是在服药 2 周后开始情绪好转，逐渐出现功能的改善，4—6 周时达到高峰，但要完全恢复需要半年到一年。高崎便是如此，吃药一个月后，有一天他起床和拉开窗帘后感觉自己充满活力，好像已经好了，便去问医生，但医生说："抑郁症状就好像钟摆一样时好时坏，不能掉以轻心，但会螺旋式变好。"果不其然，两天之后高崎又重新陷入抑郁状态。因此，对症状的变化状态有所了解并自我接纳也十分重要。

其二，调整环境，减少引发抑郁的应激源。抑郁症的最大环境因素就是应激源。影片中，在晴子的鼓励下，高崎辞去工作，不再需要坐着拥挤的电车去上班，也不需要再接听烦人客户的电话，转而在家中休养，改变环境和人际关系。但需要注意的是，环境的改变也是一种很大的改变，可能成为一个应激事件，比如高崎在辞去工作之后一直觉得自己无所事事，很没用，这时候就需要晴子和岳母的鼓励，给予支持和陪伴，一起共渡难关。

其三，改变认知偏差。抑郁症患者有消极图式、认知偏差等适应不良的思维方式。在影片中，医生建议高崎采用写日记的方式，接受自己已经患抑郁症的事实，在日记中写下当天的症状和心情。在此方法基础上，引导高崎学会质疑自己的悲观信念，学会作出现实、积极的设想。高崎可以进行日常思维训练，练习质疑自己过分悲观的想法。在影片中，高崎在日记中的句子"心情好久没这么沉重了，这种日子什么都做不了"的下方，写下新的解释："不对，是你没在做事，并不是你办不到。"治疗师和身边的人也可以帮助患者找出证据来反驳患者悲观的论断，比如，影片中被高崎忽略的事实是，他仍然可以做扫地、整理衣服等家务事。通过这些方法进行认知重构，逐渐改变高崎对自身的消极看法。

对于多次发作的患者，采用以正念为基础的认知疗法或许更有效。该疗法教会患者意识到自己出现消极思维模式，学会采取一种"去中心化"的视角看待这些消极思维，即只把它们看作"心理事件"，而非真实自我或现实的准确反映，如"我的想法不等于我现在的状态"。

其四，激活行动，打破恶性循环。工作、生活压力事件、低社会支持等，都会造成正强化不足，是高崎抑郁发作的可能诱发因素之一。而抑郁发作之后带来的活力下降、社交回避等症状会进一步减少正强化。因此，建议通过激活行动，促使患者参与正强化活动，打破抑郁症状造成的恶性循环。影片中，高崎患病之后虽性欲减退，对大部分活动丧失兴趣，但对小动物表现出极高的兴趣，多次趴在宠物店的窗口观看水缸里的乌龟、小虾的活动，最后将乌龟买回了家。影片中也常常看到高崎抱着宠物蜥蜴的画面，可以推断，观看动物活动、照顾宠物生活对高崎来说是正强化活动，可以在过程中感受到积极情绪。建议鼓励高崎参加与动物、宠物相关的活动，激发他对自己和生活的积极看法。

其五，伴侣行为疗法。晴子前期缺乏对高崎的压力和病症的理解和支持，这与高崎的抑郁症发作紧密相关。显然，对于高崎夫妇之间

的沟通不良问题，双方都有责任。建议同时与伴侣沟通，提高双方的
交流和关系满意度。

影片中晴子意识到婚姻中自己的问题后，开始逐渐改变：开始承
担家庭的经济负担，寻找工作；倾听高崎的痛苦，及时给予安慰；对
高崎因患病导致的一些"无能为力"，不加以指责，鼓励他放松，高
崎也开始学着允许自己"不再勉强"，允许自己懒散，允许自己白天
睡觉，不再对自己过分严苛，不再过分自责。二人相处的模式改变
了，高崎肩膀上的压力减轻，这是影片中高崎抑郁症状好转的开始。

家属或朋友可以做什么？

抑郁症的治疗较复杂，不是只需要依靠患者自己的努力就能达
到的。高崎作为一位抑郁症患者，最幸运的事情便是有一位理解、包
容、支持他的妻子，可以说，这是一部用爱、理解和支持来疗愈抑郁
症的影片。但它也相对理想化，在现实生活中，抑郁症患者往往因为
自身的负能量场，使周围的人逐渐远离，这让他们本就可能匮乏的社
会支持系统变得岌岌可危。

我们能做的，便是向晴子学习。其一，多了解相关知识，而不
是依照自己过去的认知去主观臆断。不论是高崎的上司还是高崎的哥
哥，都依照自己的理解，认为高崎过于敏感和矫情，觉得这只是很普
通的情绪状态，并不是一种心境障碍。晴子则在高崎确诊之后不断了
解抑郁症相关知识，不断琢磨自己应该如何做，尝试着去理解高崎的
感受并帮助他。现实中，很多人会站在自己的角度去思考，不理解抑
郁症患者为什么多愁善感，为什么敏感多疑。这时候，应当做的是去

了解相关知识，换一种角度思考。

其二，接纳和承认抑郁症患者的感受和情绪，而不是去评价或否定。不好的感受和情绪能够被看到、被承认、被接纳，对抑郁症患者来说具有非常重要的意义。晴子陪高崎坐电车去公司上最后一天班的时候，晴子说："这么挤，这么多年，你可真能忍啊！从明天开始就可以不用坐了，这么多年来辛苦你了。"高崎感到自己的情绪和感受终于被看到、被承认、被共情了，他激动得哭了出来。

其三，保持耐心，明白抑郁症的治疗是一个反反复复的过程。抑郁症患者其实比谁都想要好起来，像高崎一样，他们深知自己会给身边人带来麻烦，甚至认为自己是一个负担。陪伴抑郁症患者时，不能不顾病因地指责，也不能"用力过猛"。最好的状态是像影片中的晴子一样，接受高崎的状态："不打算努力，如果努力痛苦的话就不要努力了。像我就决定，不管我和高崎有多难受，都不努力，保持平常心就好。"陪着他一天一天慢慢地度过，同时要相信，一定会一点一点地好起来的。

其四，治疗中期不能停药，同时警惕患者自杀。当重性抑郁症患者开始恢复的时候，他们会逐渐有了一些动力和行动力，这时候有的患者会觉得自己的症状减轻了，擅自停药或减药，这是非常危险的行为。同时，行动力的恢复让他们在这个时候有更高的自杀风险。电影中高崎也是在康复中期阶段在浴室里尝试自杀。

其五，在陪伴抑郁症患者的时候，也要照顾好自己的情绪状态。可以向其他家人和朋友寻求支持和帮助，必要时也要勇于向专业的咨询师寻求帮助。

成瘾综合征：借酒浇愁愁更愁

当你情绪沮丧时，你是否有时会进行一些毁灭性活动？如暴饮暴食，通宵打游戏，或喝得酩酊大醉？事实上，这些也是一种应对策略，只不过长期来看是消极的应对策略。如果只是偶尔如此以释放情绪，也算无伤大雅。但如果沉溺其中，就会引发更严重的后果。

在创伤人群中，很多人无法面对痛苦和绝望，打开了物质滥用的魔盒。有人是因为被梦魇缠绕或时刻保持警惕状态，无法入眠，希望用酒精麻醉自己，让自己麻木地入睡；有人想逃避残酷的现实世界，沉迷于网络游戏，在游戏中获得一些快乐。但这些行为久而久之容易让人成瘾，形成创伤后应激障碍和成瘾障碍共病状态。

根据美国退伍军人中心的统计，每十位患有创伤后应激障碍的退伍军人中，就有超过两位存在物质滥用，而每三位物质滥用的士兵中就有一位患创伤后应激障碍。对于酗酒者的调查发现，70% 的酗酒者一生中至少经历一次创伤事件；酒精成瘾者比未成瘾者经历更多的创伤。来自临床组（上瘾者）的绝大多数人声称，上瘾症状发生在经历第一次创伤事件之后。针对女性的研究则显示，在接受物质滥用治疗的女性中，有 1/3—1/2 曾遭受过性骚扰。在酒精滥用的人群中，最频繁报道的儿童负面经验分别是身体暴力、父母分居或离婚和家庭成员的精神疾病，而我国儿童、青少年最容易出现的成瘾行为是网络成瘾，汶川特大地震发生后有较重的创伤后应激障碍症状的儿童、青少年，出现网络成瘾的比例更高。

成瘾的最可怕之处在于，有些人甚至意识不到他们已经成瘾，如果不这么做就不能缓解他们的负面情绪或其他心理问题。例如，希望以酒助眠的人的睡眠问题往往会更严重，有时候会因醉酒而无法在规定时间起床，出现迟到、耽误工作的情况。网络成瘾的儿童、青少年会耽误学业，引发亲子冲突，以至于更容易出现易怒、易激惹的情况。这些都会进一步加重创伤后应激障碍症状。

此外，戒除成瘾一定会伴随戒断反应，即停止或减少物质滥用所致的问题行为，伴有生理和认知改变。例如，长期大量饮酒后停止或减少饮酒，就会出现手、舌、眼睑的抖动，恶心、呕吐、失眠、头疼、焦虑、情绪不稳定和自主神经亢进等症状。这些戒断反应也会导致更糟糕的临床表现和更差的生活质量。临床上有共病的创伤后应激障碍患者的治疗确实更棘手，但必须同时治疗两种疾病，才能有更好的预后。在创伤后应激障碍和成瘾的治疗中，许多专家已经开始寻找一种同时治疗二者的模型，即双重诊断治疗模型。

祸不单行：共病现象

创伤后应激障碍与其他心理障碍的共病现象非常普遍，涉及抑郁症、焦虑障碍、睡眠障碍和成瘾综合征等。其中，与抑郁症的共病率最高，约一半创伤后应激障碍患者同时患有抑郁症。共病会带来一系列不良临床后果，例如医疗负担增加、治疗效果较差以及出现自杀行为等。由于创伤后应激障碍和抑郁症共病的普遍性及其引发的不良后果，二者共病的原因得到研究者广泛的关注与讨论，目前学界较认可三种共病病因假设。

第一种假设是因果假设，又包括两种观点。第一种观点是，抑郁症是导致创伤后应激障碍的一个风险因素，或相反，创伤后应激障碍是导致抑郁症的一个风险因素。一些纵向研究检验了预先存在抑郁症是不是经历创伤事件中患创伤后应激障碍的风险因素，但不同研究得出不一致的结果：8 项研究支持该假设，即既往的抑郁症能够纵向预测创伤后应激障碍的发展；7 项研究支持既往的抑郁症对创伤后应激障碍无显著影响。

然而，这些研究中并非所有研究都控制了基线水平的创伤后应激障碍，导致存在重要的混淆。由于创伤后应激障碍和抑郁症之间的强相关性以及较多的症状重叠，基线水平的抑郁症可以简单地作为基线水平的创伤后应激障碍的替代，也就是说，研究中发现的抑郁症的预测作用可能是创伤后应激障碍的一种替代性表现。例如，布里特（Thomas W. Britt）通过路径分析模型测试抑郁症是否在创伤事件与创伤后应激障碍之间起中介作用，虽然他们的结果支持该模型，但他们没有控制基线水平的创伤后应激障碍，难以得出严谨的结论。

第二种观点是，创伤暴露直接诱发创伤后应激障碍，继而通过创伤后应激障碍的作用引发抑郁症。创伤后应激障碍引发其他心理疾病的假设得到研究者的广泛检验。大多数研究结果表明，创伤后应激障碍是抑郁症的纵向风险因素，即使在控制了基线水平的抑郁症状之后也得到同样的结论。这就是说，创伤后应激障碍似乎在共病发展中有因果作用。中介模型的建立可以加强因果推论，如果该观点成立，创伤后应激障碍应该在创伤暴露和抑郁症之间有中介作用。少数研究进行了中介检验，仅有一项研究发现，创伤后应激障碍在暴露于战争创伤与抑郁症之间有部分中介作用。

然而，没有控制的共同风险因素或易感性因素，仍然可能导致显著的纵向关联。创伤后应激障碍与抑郁症之间是否有实际因果关系值得进一步考量。例如，在一项设计得更严谨的研究中，莱特（Kathleen M. Wright）等人（2011）在控制基线水平的失眠症状后，没有得出创伤后应激障碍是抑郁症的纵向危险因素的证据。这一结果表明，失眠是创伤后应激障碍和抑郁症共同的潜在易感性因素。

一些基于战争背景的双生子研究通过比较共同基因、家庭易感性因素和独特环境的风险因素（如战争因素）对精神病理学后果的影响，得出创伤后应激障碍和抑郁症的共同易感性因素不能完全解释共病现象的结论，一定程度上支持了因果假设。他们的研究结果显示，创伤后应激障碍与抑郁症之间存在显著的相关，并独立于共有遗传学和家族史因素。

第二种假设是共同因素假设。这种假设认为，创伤后应激障碍与抑郁症是一组共同的风险因素或易感性因素导致的独立结果，它们之间的关联不是直接的因果关系。风险因素指疾病发展的潜在必要或充分原因，而易感性因素仅在作为潜在因果风险因素时才会增加紊乱的可能性。创伤暴露是创伤后应激障碍和抑郁症的共同风险因素，因而成为一个被经常检验的假设。大多数研究结果表明，创伤暴露可以显著预测创伤后应激障碍，而非预测抑郁症；少量研究发现，创伤暴露可以显著预测创伤后应激障碍和抑郁症。

另一些研究也表明，创伤后应激障碍和抑郁症的风险因素可能有所不同。个体先前的创伤史会导致精神健康问题的易感性，先前的大多数研究已证实其对创伤后应激障碍症状和轨迹的影响。家庭因素往往是影响儿童的关键因素，父母间的关系存在问题已被证明与抑郁症或慢性抑郁轨迹有关，但很少有研究讨论父母间的关系对创伤后应激障碍的影响。此外，尽管年龄对儿童抑郁风险的影响已取得共识，但有关年龄对儿童创伤后应激障碍的作用的研究结果并不一致。大多数研究表明，抑郁症状水平在儿童期晚期（11 岁及以下）最低，从大约 13 岁开始呈上升趋势。

共同因素假设表明，在出现危险因素的情况下，共同的易感因素会同时增加多种精神疾病的可能性，从而增加共病的可能性，这在纵向研究中表现为两种共病疾病之间等效的相互影响。如果遗传因素或环境因素造成一种易感因素可以在两个独立条件下发展，一种疾病的易感因素的诊断在另一种疾病上就具有等同意义。研究者探讨了许多可能作为共同遗传易感因素发挥作用的特定特征，例如海马体体积小、背侧前扣带激活和静息时葡萄糖的脑代谢率，但这些似乎是创伤后应激障碍而不是抑郁症的易感因素。吉尔伯森（Mark W. Gilbertson）等人（2002）检验了双生子的海马体结构与创伤后应激障碍之间的关系。在暴露于战斗创伤的情况下，海马体体积小似乎是创伤后应激障碍预先存在的遗传易感因素。但与未达到创伤后应激障碍诊断标准的退伍军人相比，被确诊的军人的抑郁水平升高，受创伤后应激症状困扰程度不同的同卵双胞胎之间没有发现这一效应。这表明海马体体积小不是抑郁症独立于暴露于战斗创伤和创伤后应激障碍的易感因素。

第三种假设是混淆因素假设。这种假设认为，创伤后应激障碍与抑郁症之间的明显关联仅为偶然现象，甚至可以认为二者间的联系是其诊断标准中的症状重叠造成的假象。关于混淆因素假设的争论主要聚焦于创伤后应激障碍和抑郁症的定义。该假设表明，至少在一定程度上，创伤后应激障碍和抑郁症的共病可能是由模糊的诊断标准和较低的诊断区分性造成的。这两种疾病有几个关键的重叠症状（快感缺失、睡眠障碍、注意力不集中），还共同具有一些其他非特异性症状（记忆受损、情感解离、情感受限、对未来悲观和烦躁不安），这些症状都表现为一般性痛苦或消极的情感。事实上，这些共有的非特异性症状都属于由辛姆斯（Leonard J. Simms）等人 2002 年提出的著名且广泛使用的创伤后应激障碍结构模型中的第四症状亚群（烦躁不安亚群）。

创伤后应激障碍的诊断标准近年来不断修订，这些变化是否影响了创伤后应激障碍与抑郁症的共病率，一定程度上反映了人为定义对共病率估计的影响。有趣的是，一些研究表明，消除共有症状对二者共病率的影响不大。例如，在埃尔海（Jon D. Elhai）等人 2008 年的研究中，他们使用来自全国共病调查验证性数据库（National Comorbidity Survey Replication data，简称 NCS-R）的数据，在排除共有症状前后，创伤后应激障碍和重性抑郁症的终身共病率变化很小：使用完整的创伤后应激障碍诊断标准时为 54.72%，去除创伤后应激障碍和重性抑郁症重叠症状时为 54.41%。福特（Julian D. Ford）等人 2009 年使用全美青少年调查的青少年数据得到相似的结果，即使用完整的 DSM-IV 中的创伤后应激障碍诊断标准得出的共病率（75.7%），与使用斯皮策（Robert L. Spitzer）等人 2007 年的替代诊断算法（没有非特异性症状）得出的共病率（76.6%）差异较小。这些证据似乎表明创伤后应激障碍和抑郁症的共病受共有症状的影响，但排除这些症状后，二者的共病关系仍紧密存在，即二者的共病关系还受共有症状因素外其他因素的影响。

此外，创伤后应激障碍和抑郁症的共同潜在维度可能是常见易感性因素的表现，而不是定义混淆。例如，结合创伤后应激障碍和抑郁症的结构分析表明，创伤后应激障碍烦躁症状亚群可能反映了创伤后应激障碍和抑郁症共有的负面情绪，而非特异性唤醒症状（睡眠障碍、烦躁和注意力不集中）可能反映了躯体化的共同潜在因素。埃尔海等人 2011 年的结果表明，创伤后应激障碍和抑郁症共有的其他潜在因素也可能导致二者共病。

　　在一项有趣的研究中，莱特等人 2011 年考虑了睡眠困难或失眠这两个重叠症状。虽然创伤后应激障碍和抑郁症是相互关联的，但在控制基线水平的失眠症状后，二者的相关不再显著。这可能表明创伤后应激障碍与抑郁症之间的预测关联依赖这种共有症状。但结合先前的研究结果，失眠唯一预测的创伤后应激障碍症状是侵入性体验，即使在排除侵入性噩梦后该效应依然稳定。侵入性体验是创伤后应激障碍的另一个特异性症状群，因此，这些作者得出的结论是，失眠实际上是一种单独的共病，又是创伤后应激障碍和抑郁症的一个共同易感性因素。这三种疾病既互相独立又存在关联。

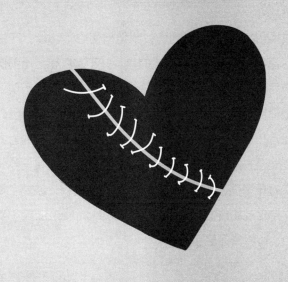

第六章

一花一世界：创伤后的心理恢复

每个人一生中至少会经历一次创伤，创伤损伤心理功能，产生各种负面影响。尽管创伤难以避免，幸运的是，并不是所有经历创伤的人都会受到创伤后应激障碍或者其他心理障碍的影响。在经历创伤后，人们需要一个适应过程，才能慢慢恢复心理健康。适应结果因人而异。对许多人而言，这是一个艰难的过程。有人难以凭自己的力量走出阴影，有人需要漫长的时间才能抚平伤痛。同时，也总有一部分人在经历创伤后变得更坚强。他们很好地完成了适应过程，恢复了受损的心理功能，保持乐观和自信。正如尼采（Friedrich Nietzsche）所言，凡杀不死你的，终将使你更强大。

创伤后应激障碍的患病率

根据美国国家疾病共患调查，普通人群创伤后应激障碍的终身患病率为 7.8%。影响创伤后应激障碍患病率的一个重要因素是时间。随着时间的推移，人们往往可以自愈。因此，在创伤前期，创伤后应激障碍患病率较高。一项综述研究表明，经历创伤事件一个月后，创伤后应激障碍的患病率为 3.1%—87.5%，12 个月后，创伤后应激障碍的患病率为 0.6%—43.8%。大家看到这组数据可能会惊讶，不同研究中同一时间的创伤后应激障碍患病率的差异居然这么大。这是由于创伤后应激障碍的患病率还受创伤事件的类型和程度的影响。正如第二章所言，不同类型的创伤对人们的冲击力具有很大的差异。

我国自然灾害（如地震、泥石流、洪水、台风等）频发，开展了很多关于灾难后创伤后应激障碍的研究。汶川特大地震是我国影响严重的一次自然灾害，破坏力极大，引发了国内心理学界对创伤心理的深入研究。在汶川特大地震发生1—2个月后，吴坎坎等人于2010年调查了956名15—86岁极重灾区的居民，发现他们的创伤后应激障碍患病率高达82.6%；4个月后，向莹君等人于2010年调查了极重灾区的1960名中小学生，发现中小学生的创伤后应激障碍患病率仍高达78.4%；18个月后，耿富磊，范方和张岚于2012年调查了1287名青少年，发现12.7%的青少年患创伤后应激障碍；30个月后，林崇德等人于2013年调查了极重灾区的2737名中小学生，发现6.6%的中小学生具有较高的患创伤后应激障碍的风险。可以看到，随着时间的推移，同一创伤事件引发的创伤后应激障碍的患病率逐渐下降。

　　我所属的研究团队系统总结了汶川特大地震发生后10年内的58项有关创伤后应激障碍的研究，并拟合了成年人幸存者（见图6.1A）与儿童和青少年幸存者（见图6.1B）创伤后应激障碍患病率随时间的变化趋势。第一个重要的发现是，相比线性型函数的拟合，对数型函数的拟合程度更优。也就是说，创伤后应激障碍随时间下降的速率并不是均匀的。早期呈现患病率高但剧烈下降的模式，同时，下降的速率随时间逐渐变缓；到了后期，创伤后应激障碍的患病率虽较低，但下降速度变慢，存在一定比例的慢性创伤后应激障碍患者。

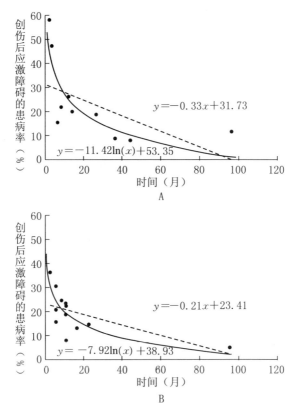

图 6.1　汶川特大地震发生后创伤后应激障碍的患病率随时间的变化

（来源：Liang et al., 2019）

　　第二个重要的发现是，儿童和青少年受创伤后应激障碍症状的影响比成人小，恢复得更快。依据常识，儿童和青少年应该比成人更脆弱，因为他们年纪小，发展出的应对策略相对较少，适应能力也比成年人差。但我所属的研究团队通过与芦山地震发生后一组儿童和青少年的访谈，发现一个重要影响因素——孩子眼中的世界和成人不同。很多孩子在访谈中提到："虽然房子倒了挺害怕的，但后来和爸爸妈妈在一起，还是觉得挺安全的。"我们还发现一些父母更会安慰孩子，例如他们会对孩子说："一切都会好起来的，我们的家园会重建和恢复的。"这些得到更好安抚的孩子，在后续的调查中表现出良好的震后心理适应。一些由爷爷奶奶抚养的孩子，可能由于老年人疏于关注孩子的情感，害怕的情绪没有得到安抚，在后续的调查中表现出更多的不良心理症状和恍惚状态。

在孩子的眼中，父母占据了他们很大一部分世界，父母的安抚非常重要。另外，他们对家庭经济状况不像成年人那么敏感，不太能感受到地震给家庭带来的经济损失。一些研究也表明，成年人在经历创伤后会更担心日常生活，因而比儿童、青少年经历更持久的压力，导致成年人的创伤后应激障碍患病率较高。同时，成年人群体中创伤后应激障碍的风险因素比儿童和青少年多，这些风险因素大多与维持日常生活有关，例如没有收入或家庭收入低，失去生计，以及灾后有贷款或欠亲戚钱，等等。

除了地震幸存者之外，自然灾害也会给救援人员带来强烈的心理冲击。宋端铱等人 2011 年在汶川特大地震发生 6 个月后调查了 1024 名救援官兵，发现其创伤后应激障碍患病率为 3.4%。胡光涛等人 2010 年在汶川特大地震一周年时做了调查，发现 1176 名救援官兵的创伤后应激障碍患病率为 3.45%。

除了地震，我国泥石流和洪水频发，这些灾害的幸存者患创伤后应激障碍的概率也较高。例如，伍志刚等人 2003 年的调查发现，在遭受严重洪涝灾害的 29926 名成年人中，创伤后应激障碍的检出率为 33.8%。刘爱忠等人 2003 年调查遭受严重洪涝灾害地区的 6555 名儿童后发现，创伤后应激障碍的检出率为 17.7%。蒋霞等人 2013

年在舟曲特大泥石流灾害发生 16 个月后对当地 596 名中小学生进行问卷调查，发现他们中创伤后应激障碍的检出率为 7.6%。

新冠疫情给人类的健康带来严重挑战，也极大影响了全球人民的生活。我所属的研究团队调查发现，在新冠疫情暴发不久后，在住院的新冠病毒感染者中，创伤后应激障碍患病率为 13.2%。在其他重大公共卫生事件中也发现了较高的创伤后应激障碍患病率。例如，徐勇等人 2005 年调查了 114 名严重急性呼吸综合征（severe acute respiratory syndrome coronavirus，简称 SARS）患者以及 93 名疫区普通公众，发现 SARS 患者的创伤后应激障碍检出率为 55.1%，疫区普通公众的创伤后应激障碍检出率为 31.2%。另一些重大疾病也会引发创伤后应激障碍，例如，在 198 例癌症患者中，20% 的创伤后应激障碍症状达到中度以上水平。

性侵是最严重的创伤事件之一，性侵导致的创伤后应激障碍患病率最高，症状也最严重。94% 的性侵幸存者在性侵事件发生后一周内会出现严重应激症状（这时，应当考虑急性应激障碍的诊断）。在性侵事件发生三个月后，这个比例会下降至 47%，即 47% 的幸存者仍患有创伤后应激障碍。随着时间的推移，那些没有患慢性创伤后应激障碍的幸存者的情况会逐渐好转，但患有慢性创伤后应激障碍的幸存者的心理症状会固化。

最后，我们用两张图罗列不同创伤类型导致的创伤后应激障碍患病率和高风险群体的创伤后应激障碍发生情况。从图 6.2 可以看到，人际暴力类的创伤（如绑架、强奸等）引发的创伤后应激障碍的患病率最高，而替代性创伤（目睹谋杀或严重损伤）和自然灾害创伤引发的创伤后应激障碍的患病率较低。从图 6.3 可以看出，被虐待的儿童的创伤后应激障碍患病率高达50%，职业类创伤导致的创伤后应激障碍患病率也达13%—15%。这些群体的心理创伤尤其需要重视。

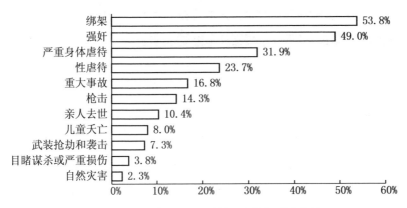

图6.2 不同创伤事件引发的创伤后应激障碍的患病率

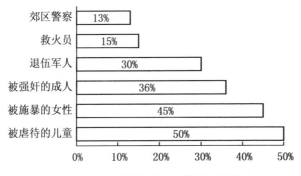

图6.3 不同人群患创伤后应激障碍的风险

病程发展差异模型

"9·11"事件发生后，心理学家发现，很大比例的幸存者可以迅速从悲痛中走出，很快恢复正常的心理功能。这与前文提到的出现创伤后应激障碍症状，甚至演化为慢性创伤后应激障碍的幸存者有明显的差别。灾难后在心理适应方面存在的巨大的个体差异引起心理学界的广泛关注，心理学家提出几个重要的问题：

- 创伤后人群的心理恢复过程有哪几种？
- 每种心理恢复过程的占比有多大？
- 什么因素会导致积极的适应？什么因素会造成不良的适应？

针对上述问题，心理学家博南诺（George A. Bonanno）提出这样的理论模型：不同人在遭遇创伤事件后的心理社会功能水平变化并不相同，在初期，不同人的心理社会功能会出现不同程度的下滑，随后呈现四类明确可辨、截然不同的适应模式。如图 6.4 所示，从下往上依次为：长期受损型、延迟受损型、心理恢复型、心理韧性型。

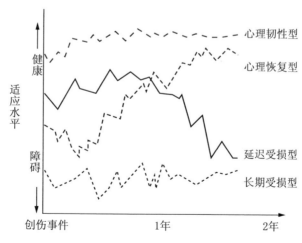

图 6.4　创伤后的不同适应模式
（根据博南诺提出的理论模型绘制）

第一类长期受损型人群在遭遇创伤事件后，身心功能受到重创，很快出现心理社会功能失调，常发展出慢性创伤后应激障碍、抑郁和焦虑等心理障碍，并且在未经治疗的情况下，心理功能很难回到创伤事件之前的水平。例如，遭遇地震后，个体无法独立生活，不能正常工作及社交，这一类型的群体约占 10%—30%。

第二类延迟受损型人群与心理恢复型人群截然相反，创伤事件发生伊始，其身心功能未像心理恢复型人群那样出现大幅度下降。他们好像并没有受到创伤的冲击，但随着时间的推移，他们的身心功能开始出现问题并逐渐恶化。大约在创伤事件发生两年后，其身心功能受损程度已经接近于长期受损型人群。自然灾难发生后，延迟受损型的人并不少，他们往往是当地的公务员。尽管他们在灾后承受心理痛苦，但由于承担着重要责任，他们往往会压抑自己的负面情绪，表现得很坚强。处理救灾和重建的事务也转移了他们的注意力并帮助他们保持很多的社会联系，这些都可以让他们短暂忽视内心的伤痛。但灾后重建完成后，生活恢复到较平静的状态，他们往往会想到逝去的亲人。尤其是在周年祭时，新闻媒体会不断提醒他们曾经经历过的创伤，容易再次激活他们没有释放的情感和被忽视的创伤记忆，心理症状在此时逐渐恶化。总体来说，延迟受损型人群在灾后初期受影响较小，仍可正常工作、生活，但随着时间推移，其身心功能逐渐下降，直至无法独立生活。这一类型的群体约占 5%—15%。

第三类心理恢复型人群在创伤事件发生伊始，身心功能出现较大幅度的下降，但程度次于长期受损型。更重要的是，心理恢复型人群的心理社会功能经历了短暂的下滑后，会随着创伤线索的消失，约两年后逐渐恢复到创伤事件发生前的水平。例如，地震后一部分幸存者经历了情感上的悲伤和绝望，无法正常社交及工作，但经过两年时间，可逐渐恢复到正常水平，这一类型的群体约占 13%—35%。

第四类为心理韧性型，也就是前文提到的受创伤冲击很小并能很快恢复的人群。重大灾难事件发生后，他们的身心功能出现小幅下滑，下滑幅度远小于上述三种类型，并很快恢复至灾难事件之前的水平。他们能快速适应和接受发生的灾难，甚至会遇挫弥坚，从灾难中获得成长，取得突破。这一类型的群体约占 35%—65%。

1991 年，特拉（L. C. Terr）建议将儿童经历的创伤事件分为两类：类型 1，突然发生的创伤事件；类型 2，需要长期忍受并且反复发生的创伤事件。2012 年，明尼苏达大学马斯滕（A. S. Masten）教授和纳拉教授（A. J. Narayan）区分两类创伤事件和与之关联的八类心理适应轨迹（A—H）。马斯滕教授将两类创伤事件分为急性创伤事件或独立的灾难事件和慢性应激情境或逆境。在急性创伤事件或独立的灾难事件（例如，自然灾难、恐怖袭击等）发生后，心理适应轨迹分 A—E 五类（如图 6.5A 所示）。

这五类心理适应轨迹的前提假设是：在创伤事件发生前，个体的心理功能处于一般健康水平。A 类心理适应轨迹描述的是抵抗压力的过程，即创伤事件发生前后，心理适应功能保持不变，一直处于正常水平。B 类心理适应轨迹描述的是受创伤影响后恢复的过程，即创伤事件发生后，心理适应功能下降，经过一段时间逐渐恢复到正常水平。C 类心理适应轨迹描述的是创伤后成长的过程，即在创伤事件发生后，心理适应功能逐渐提高到更理想、乐观的水平。D 类心理适应轨迹描述的是受损后没有恢复的过程，即创伤事件发生后，个体心理适应功能急剧下降，难以恢复。E 类心理适应轨迹描述的是延迟受损且没有恢复的过程，即创伤事件发生且经过一段时间后，个体才表现出适应功能受损，难以恢复。

在慢性应激情境或者逆境（例如，战争、遭受虐待或物质滥用）中，心理适应轨迹包括 F—H 五类，描述的是当逆境或者情境得到改善时，心理适应功能的变化过程（如图 6.5B 所示）。这三类心理适应轨迹的前提假设是：处于慢性应激情境或逆境中的个体，心理适应功能是逐渐下降的。F 类心理适应轨迹和 G 类心理适应轨迹都描述逆境解除或情境改善后，心理适应功能恢复到正常水平的过程。二者的不同之处在于，在 G 类心理适应轨迹中，经历逆境前个体的心理适应处于不良水平，而在 F 类心理适应轨迹中，经历逆境前个体的心理适应则处于正常水平。在 H 类心理适应轨迹中，在逆境解除之后，个体的心理适应功能继续下降，维持在不良水平，难以自行恢复。马斯滕认为，在上述八类心理适应轨迹中，A、B、C、F、G 五类均为心理韧性轨迹，个体最终能够通过自主调节恢复到一般或良好的心理适应水平。D、E、H 三类为适应不良轨迹，个体难以通过自主调节恢复到一般的心理适应水平，需要外部的心理干预或治疗。

博南诺提出的理论模型和马斯滕提出的理论模型存在许多相似之处。第一，这两个理论模型都假定人类具备很好的心理韧性，能够在经历创伤事件后自我调节，以保持或恢复一般的心理适应水平。第二，这两个理论模型都建立在以个体为中心的追踪研究基础上，关注发展中的个体的特质。第三，这两个理论模型都认为，在面对不同类型的创伤事件（如急性或独立的创伤事件、慢性应激情境或持续的逆境）时，个体的适应轨迹也会不同。

然而，这两个理论模型也存在一些差异。首先，轨迹数量不同。

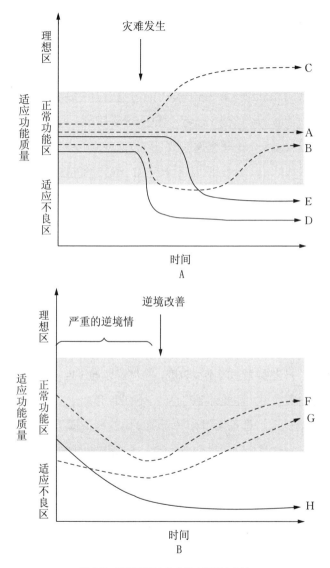

图 6.5 马斯滕提出的八类心理适应轨迹

马斯滕提出两类创伤事件和与之关联的八类心理适应轨迹，博南诺则提出四种变化轨迹，且未明确与之关联的不同类型的创伤事件。其次，博南诺和马斯滕的理论在时间范围上存在差异。博南诺的理论模型时间范围为创伤事件发生后的两年内，而马斯滕的理论模型扩展到个体毕生发展过程。然而，这种扩展需要长时间的追踪才能进行实证研究。最后，两个理论模型对心理韧性和心理恢复的定义也存在差异。博南诺强调拥有心理韧性的个体，在急性创伤事件发生后只会受到轻微影响，且可以迅速恢复到正常水平，心理韧性与心理恢复是两条不同的路径。与之相反，马斯滕认为，拥有心理韧性的个体能够在没有外部干预的情况下，通过内部调节恢复到一般或良好的心理健康水平。

总体来说，这两个理论模型为实证研究和实际干预提供了指导，对于筛选特别需要干预的个体并进行有针对性的干预有重要作用。

相关实证研究

博南诺提出理论模型后，很多创伤心理学界的研究者开展了实证研究，验证创伤后心理应激反应病程的发展模式。截至 2018 年 8 月，已经发表 9 项关于儿童和青少年创伤后应激反应病程的发展模式研究。这些研究都发现了心理恢复型轨迹，8 项研究发现了心理韧性型和长期受损型轨迹，7 项研究发现了延迟受损型轨迹（其中 3 项研究发现，不到 5% 的参与者属于延迟受损型轨迹），1 项研究发现了一种新的轨迹类型，即固态复发型，这种轨迹的特点是，个体恢复后再次出现创伤后应激障碍症状，有时呈周期性，在退伍军人的研究中也发现这一轨迹。

此外，研究还表明，儿童的创伤后应激障碍轨迹与成年人不同。加拉策－莱维、黄和博南诺（Galatzer-Levy，Huang，& Bonanno，2018）回顾了 54 项不同人群的创伤后应激障碍病程发展的研究，结果发现，儿童和青少年在不同轨迹上的分布比例与成年人不同。总体而言，儿童和青少年属于心理韧性型和长期受损型的概率较低，而属于心理恢复型的概率较高。这种差异体现了儿童容易受到心理伤害的特点。儿童和青少年往往缺乏有效适应创伤的应对策略，更容易通过电视等媒体渠道或非专业的心理援助而持续承受替代性创伤。同时，儿童也具有高度的可塑性，在接受外界支持和心理干预后，可能恢复得更快。因此，儿童和青少年的创伤后应激障碍症状持续时间可能不长，属于心理恢复型的概率更高，属于长期受损型的概率更低。

博南诺提出的理论模型和大多数实证研究都在讨论创伤后两年病程发展模式。我所属的研究团队想要了解创伤幸存者在度过更长时间后心理反应的变化情况，为此在汶川特大地震发生后 4 年内进行了 5 次调研，分析了创伤后应激障碍症状的发展模式（见图 6.6）。结果显示，暴露于汶川特大地震创伤中的儿童存在 3 种不同的创伤后应激障碍发展轨迹：心理韧性型（74.9%）、心理恢复型（7.5%）和故态复发型（17.7%）。

心理韧性型占比最大（74.9%），表明大多数儿童经历创伤后适应良好。心理恢复型占 7.5%，说明在最初的两年儿童的症状水平先上升，随后下降到相对较低的水平。我所属的研究团队发现，心理恢复型儿童的比例小于先前研究的比例，恢复轨迹的形状也与先前研究

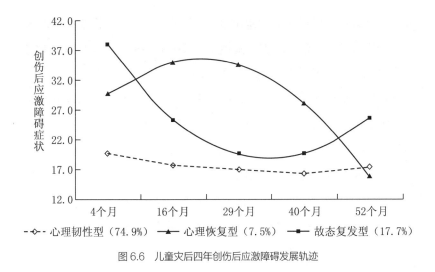

图6.6 儿童灾后四年创伤后应激障碍发展轨迹

不完全相同。在最初的两年，心理恢复型轨迹的形态与延迟受损型相似，即总体症状水平较高且不断增加。但经过更长的时间后，更多人可以逐渐摆脱创伤后应激障碍的困扰。

故态复发型（17.7%）最初呈现出高水平的创伤后应激障碍症状，随后症状水平快速下降，在后期又上升到中等程度的症状水平。固态复发型轨迹出现的潜在原因是：地震发生后的最初几年，政府和公众非常关注和支持灾后重建工作，此后关注和支持逐渐减少。早期的关注和支持可能会降低儿童创伤后应激障碍的症状水平，而之后关注和支持水平降低可能会让一些孩子感受到地震造成的损失和生活发生的变化，导致创伤后应激障碍症状再次出现。故态复发型轨迹的出现也提示，需要长期、持续关注灾后重建和援助的工作。

然而，真的有这么高比例的人群在灾后没有心理困扰吗？这似乎与临床经验不符。我所属的研究团队反思了以往的研究后发现，大多数研究只把创伤后应激障碍作为创伤后的唯一心理障碍指标纳入分析，但幸存者往往还受抑郁等其他心理障碍的困扰，这些心理障碍的发生率甚至比创伤后应激障碍的发生率还高。

　　研究团队分析了汶川特大地震发生后 4 年内幸存者的抑郁发展模式，结果如图 6.7 所示。4 年内存在 2 种抑郁发展轨迹：其一，心理韧性型轨迹（占 66.2%），其特征是抑郁症状在 4 年内一直处于低水平；其二，长期受损型轨迹（占 33.8%），其特征是抑郁症状在 4 年内一直处于高水平。相比创伤后应激障碍的轨迹，抑郁发展轨迹在 4 年内波动幅度较低，发展变化更小，这表明儿童抑郁发展模式更稳定。

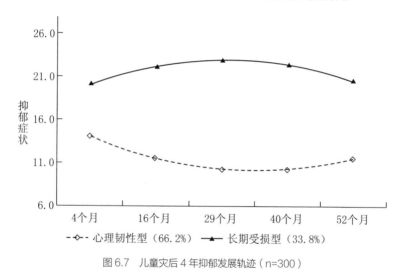

图 6.7　儿童灾后 4 年抑郁发展轨迹（n=300）

　　从图 6.6 和图 6.7 可以看出，同时考虑创伤后应激障碍和抑郁的影响后，心理韧性型儿童下降了很多。这表明，创伤事件出现后多种心理障碍同时困扰幸存者，只用创伤后心理障碍这一种指标评估，很可能低估了创伤事件对人群的影响。不过，心理韧性型仍然占比最多，这体现了人类的坚强。除此之外，创伤后应激障碍和抑郁的联合发展轨迹显示，大多数儿童的创伤后应激障碍和抑郁的发展是一致的。在发展不一致的儿童中，抑郁占优势的儿童更多，创伤后应激障碍占优势的儿童很少，这体现了灾后抑郁高发的特点。

创伤后应激障碍的影响因素

一个人经历创伤事件后是否出现长期问题，能否恢复到创伤事件发生前的心理健康水平，能否获得成长，是由许多不同的因素决定的。这些因素包括创伤事件类型与创伤暴露程度、环境因素和个体特征。

创伤事件类型与创伤暴露程度

根据创伤事件的时间特点，特拉提出，创伤事件可以分为突然发生的创伤事件（1类）和长期忍受并且反复发生的创伤事件（2类）两类。博南诺进一步将1类创伤定义为潜在的独立创伤事件，马斯滕也进一步将2类创伤定义为逆境（需长期忍受不好的环境），并明确提出，两类创伤事件的心理适应模型是有区别的。

根据创伤事件的起因，可将创伤事件分为自然灾害事件和人为事件，也就是天灾和人祸。一般而言，人祸的后果比天灾更糟糕。诺里斯等人（Norris et al., 2002）指出，与经历自然灾害的人相比，经历暴力事件的人的心理功能受损更严重。一项研究分别调查了印度经历地震的 128 名儿童和经历暴乱的 118 名儿童，发现经历地震的儿童的创伤后应激障碍检出率为 7.6%，而经历暴乱的儿童的创伤后应激障碍检出率为 24.8%。

此外，创伤事件给人们带来的创伤暴露程度可能不同。例如，在自然灾难中，幸存者受伤或接触尸体所带来的创伤暴露程度是有差异的。与接触尸体相比，受伤所带来的创伤暴露程度更大。表 6.1 显示了舟曲泥石流发生后儿童和青少年幸存者的创伤暴露情况。从表 6.1 可以看出，"被困"和"受伤"的幸存者所占比例较低。已有研究发现，这类发生在个体身上的创伤事件，创伤暴露程度更严重，更容易导致创伤后应激障碍。大量研究表明，创伤暴露程度对创伤后应激障碍的严重程度有很强的正向预测作用。临床工作者需要更关注高创伤暴露人群。

表 6.1　舟曲泥石流发生后儿童和青少年幸存者的创伤暴露情况

创伤暴露情况	人数（比例）
被困	222（15.21%）
受伤	66（4.52%）
目睹房屋损毁	415（28.42%）
目睹或接触尸体	443（30.34%）
亲人去世	575（39.38%）

环境因素

环境因素也影响创伤后应激障碍的产生。已有研究发现，良好的社会支持有助于改善创伤后应激障碍的症状。经历创伤后，如果有充分的社会支持，就会大大降低患心理疾病的风险。但这并不意味着创伤事件发生后，人们不会感到难过或没有任何反应。

在其他遭遇相同的情况下，如果家人和朋友能够给当事人提供物质（如食物或住处）和精神上的支持（如倾听当事人诉说遭遇或陪在他身边），当事人就更有可能克服创伤并尽快走出阴影。如果身边没有可以依靠的人，或者在寻求帮助时反遭责备，当事人面临长期心理问题的风险就更大。

然而，社会支持也不永远都是正面的。有时候，当事人可能会感到周围人给予他的社会支持是负面的。实际上，社会支持可能会助长一种不利的模式，即创伤事件的当事人会通过不同方式（例如，对他人愤怒叫喊）自我隔离，而周围人可能想"给他们一些私人空间"。虽然这种模式能给当事人一个自我疗愈的时间和空间，但也可能会让当事人更封闭和愤怒。此外，社会支持也会给当事人带来人际压力。在很多农村地区，丧子的家庭往往经历着持续的人际压力。受农村文化的影响，一些人会将孩子去世看作一种报应，邻居会私下议论，认为是父母做了伤天害理的事情，才会失去孩子。另外，农村密切的人际交往使得丧亲的夫妇不得不融入令他们不舒服的人际交往中，例如，邻居办满月酒。虽然他们被邀请，但他们并不想去。这些人际交往细节都会提醒他们，他们失去了孩子，他们与周围人不同了。

童年期创伤往往也会导致当事人成年后患创伤后应激障碍的风险更高。研究人员认为，童年期的创伤经历可能会使当事人在世界观、依恋关系和社会支持等方面发生重要改变。例如，强奸等童年期性创伤不但侵犯了当事人的身体，还破坏了其"世界是安全的"的信念。

这种人际创伤会让当事人感受到强烈的恶意，部分当事人甚至会认为，所有男人都是危险的，自己十分脆弱，容易受到攻击且无法阻止对方伤害自己。童年经历虐待的当事人成年后再次经历创伤事件时，会认为这些创伤经历证明"自己的存在是个错误"或者自己无法应对困境，这个世界就是那么危险。当产生这样的想法时，当事人出现心理问题的风险就更大了。

个体特征

个体特征主要有遗传、性别和认知风格等。遗传特征对当事人患创伤后应激障碍的风险影响最大。例如，一些基因可能会影响当事人的应激反应和情绪调节能力，从而增加患创伤后应激障碍的风险。

大量研究表明，创伤后应激障碍在症状学方面存在性别差异，女性患创伤后应激障碍的风险更高。具体来说，女性的创伤后应激障碍终生患病率是男性的两倍；在暴露于创伤事件后，女性的创伤后应激障碍的易感性、确诊的可能性、症状的严重程度和发展为慢性疾病的可能性均高于男性。例如，在经历地震的青少年、经历伊拉克战争的居民以及现役军人中，女性的创伤后应激障碍发病率或创伤后应激障碍症状严重程度均高于男性。

在创伤事件的类型上，女性更有可能暴露于性虐待和情感虐待，男性更有可能暴露于身体暴力。这种类型的差异可能是女性易患创伤后应激障碍的原因之一。此外，在经历创伤后，与男性相比，女性对创伤事件的评价普遍更消极，这导致创伤和精神障碍症状之间的关联在女性身上也更强。

认知风格的差异也对创伤后应激障碍的产生有重要影响。如果一个人认为自己一直生活在危险中，或某一天很有可能会受重伤，与那些不觉得自己处于危险中的人相比，就更容易患上创伤后应激障碍。例如，小王和小李同时经历了抢劫，但两人对事件的认知存在差别。小王觉得劫犯只想要他的钱，拿到钱后就会放他走。小李认为劫犯是疯子，在抢劫后甚至想杀了他。尽管表面来看，小王和小李都经历了相同事件，但是他们两人对抢劫这一事件的理解是不同的。对小王来说，他觉得自己的生命没有受到威胁；对小李来说，他觉得自己的生命受到了威胁，未来可能会害怕上街。在这样的情况下，与小王相比，小李更有可能患上创伤后应激障碍。因此，询问创伤事件的幸存者什么是他们最害怕发生的，对他们进行认知评估是非常重要的。

在认知风格方面，我们还有必要强调反刍对创伤后应激障碍的影响。反刍原本指某些动物把粗粗咀嚼后咽下去的食物从胃里返回到嘴里再次咀嚼，心理学领域用反刍来比喻对过去经历的某些事情或想法的反复思考、追忆，甚至是对某些情绪的反复回味。

我们来看一个创伤后应激障碍患者的反刍行为：

李先生是一位退伍军人，曾经在一次战斗中受伤。他经常回忆那次战斗的细节，包括他的战友被打死，自己受伤，等等。每次回忆时，他都非常紧张和不安，但他还是无法停止回忆。他会给自己提出一些问题，例如："为什么我能活下来，我的战友们却不能？""我是否应该做得更好？""我是否应该感到内疚？"他花大量时间和精力思考这些问题，却找不到令他满意的答案。

在这个例子中，李先生的反刍行为让他感到痛苦和不安。他回忆的内容和提出的问题使他情绪和身体都很紧张，影响他的睡眠和日常生活。如果李先生无法控制反刍行为，他就可能需要寻求专业的帮助来克服创伤后应激障碍的症状。反刍的消极作用在于，它让当事人久久徘徊在负面的情绪和情境中，一遍遍体验那些痛苦的场景、记忆和感觉，沉溺在糟糕的感觉里。

实际上，反刍对个体的影响因人而异，有时候可能有正面的影响，有时候可能会导致症状加重。主动反刍往往有正面的影响。主动反刍可以帮助当事人更好地理解和处理创伤事件，从而逐渐适应创伤事件。通过反复思考和回忆，当事人可以更好地理解自己的情绪、行为和反应，并找到应对策略。主动反刍还可以帮助当事人了解已经取得的进展，以及已经学到的应对困难的技能和策略，增强自我安全感和自信心。

被动反刍往往有负面的影响。被动反刍往往不受当事人的控制，或者当他意识到自己在被动反刍时也无法调整。当事人反复回忆和思考，重温痛苦的经历，出现情感上的失控和身体上的紧张。如果被动反刍过于频繁或强烈，可能会加重当事人创伤后应激障碍的症状（如闪回、恐慌、抑郁等）。被动反刍也可能使当事人过分关注自己的情绪和感受，影响日常生活和社交功能。例如，当事人会在夜晚反复思考自己白天工作时为何情绪低落，非常自责，陷入不良情绪中。

总的来说，反刍对创伤后应激障碍的影响是复杂的，需要根据具体情况来判断反刍的影响。如果反刍能够帮助当事人更好地应对创伤事件，逐渐适应事件的影响，就可以继续下去。如果反刍加重了当事人的症状，影响其日常生活，就应该停止反刍行为并寻求专业的帮助。

创伤后应激障碍的专业疗法

延长暴露疗法

延长暴露疗法是创伤后应激障碍治疗方法中研究最多的疗法之一。在延长暴露疗法中，治疗师会协助当事人重新面对让他们恐惧的场景（这些场景在现实生活中是很安全的），以此减轻当事人的恐惧、焦虑和痛苦。

一个典型的延长暴露疗法的例子是让一个从马背上摔下的骑手重新回到马背上。大部分临床工作者和研究者都认为，回避是当事人出现创伤后应激障碍症状的主要原因。因此，延长暴露疗法旨在以一种安全的方式，帮助当事人重新面对创伤经历和创伤记忆。当事人的痛苦会逐渐减弱，开始相信环境并不危险，他们完全可以掌控局面。此外，当事人还要相信自己可以处理创伤记忆和创伤线索带来的痛苦，只要他们允许自己重新面对创伤记忆和创伤线索并再次体会创伤事件带来的负面情感，他们的痛苦就会逐渐减轻。最终，他们会明白他们害怕的事情不会再次发生了。

当事人重新面对创伤事件时，痛苦感确实会增加，但不会永远增加，而是会逐渐趋于平静。情绪上的痛苦也并非无法忍受，当事人可以逐渐摆脱痛苦。当当事人主动接触创伤线索而不是回避它们的时候，他们就可以逐渐回归正常生活。当事人的生活空间如果因为回避而变得越来越狭小，就需要提高自己的社会参与度，否则只会变得越来越封闭。延长暴露疗法可以帮助当事人做到这一点。

延长暴露疗法是一种帮助当事人从情感上梳理创伤经历的有效

方式。梳理创伤经历可以有效减轻创伤后应激障碍以及其他相关的障碍。延长暴露疗法包含以下几点重要内容：

其一，向当事人科普与创伤相关的常见反应、阻碍创伤恢复的因素和减轻创伤后应激障碍症状的方法。

其二，重复暴露于现实场景、人或物中。客观上看，这些场景、人或物都是安全的或低风险的。但由于这些场景与创伤事件有关，会引发当事人的焦虑、羞耻和内疚等痛苦情绪，所以他们选择回避这些场景。

其三，通过"想象暴露"（通过想象重新回忆并大声叙述创伤经历）让当事人重温创伤经历，随后讨论创伤事件本身以及事件发生时的情绪和想法。

现实暴露疗法和想象暴露疗法都是延长暴露疗法的核心内容。选用这些疗法是因为大量研究证据表明它们可以有效减轻焦虑症患者的焦虑和痛苦。近 30 年来的研究结果表明，延长暴露疗法疗法能够有效减轻创伤后应激障碍症状以及其他创伤相关的心理问题，例如抑郁、焦虑、内疚、物质滥用和易怒等。虽然无法保证对所有人有效，但该疗法已成功帮助了全球数万人。

延长暴露疗法协助当事人直面创伤记忆以及与创伤相关联的情景，从而帮助他们完成对创伤事件的情感梳理。它是一个非常有效的方法，能够让当事人意识到创伤记忆以及与创伤有关的场景或活动与创伤本身是完全不同的。一旦当事人知道他们可以安全地思考创伤经历，甚至体验与创伤相关的事物时，他们最初体验到的焦虑和痛苦就会随时间逐渐缓解。也就是说，当事人意识到他们可以掌控痛苦和此前害怕的记忆和场景时，他们就拿回了生活的主导权。

通过直面恐惧，直面与创伤有关的记忆和事物，当事人明白自己可以接受这些记忆和事物，并不会有坏事发生。他们也明白，哪怕正面对自己想要回避的记忆和事物，他们也不会发疯和失控。想象暴露练习可以帮助当事人鉴别创伤事件和与创伤事件相似但没有危险的事件之间的不同。理解这种不同可以让当事人将创伤看作一个在特定时间和空间发生的特定事件，这种意识会帮助他们克服"全世界都很危险"和"我完全无法掌控"的感受和想法。

患有创伤后应激障碍的人认为，回想创伤事件会让他们再一次经历创伤事件，而这正是他们选择回避的原因。想象暴露练习可以帮助他们区分过去和现在，让他们明白，回想不意味着创伤事件再一次发生了，思考创伤事件并不危险。重复的想象暴露还可以帮助当事人对发生在自己身上的创伤事情产生新的认知，这能有效减轻创伤后应激障碍症状并给予当事人掌控感和胜任感。

延长暴露疗法的治疗通常以8—15周为周期，每周1—2次，每次90分钟，由心理治疗师和当事人一对一共同完成。治疗前期，心理治疗师会：

- 收集有关创伤的经历以及当事人症状的信息。
- 解释治疗如何起作用。
- 更详细地讨论延长暴露疗法。
- 通过制作回避清单规划治疗进程，根据清单开展治疗。
- 确保创伤后应激障碍患者充分理解心理治疗。

治疗中期，心理治疗师帮助当事人直面那些想回避的和可以让他回想起创伤事件的场景，这些场景在现实生活中都是非常安全的。举个例子，车祸幸存者在延长暴露疗法中练习在车祸现场附近开车。

治疗后期，当事人需要进行创伤经历记忆的想象暴露练习（例如，重新回忆创伤事件）。心理治疗师会指导当事人闭上双眼，回忆创伤事件并大声说出来，如同创伤事件正在发生一样。每次会面，心理治疗师和当事人都会花大概 45 分钟的时间回忆创伤事件。心理治疗师还会将当事人讲述的内容录下来并布置家庭作业，即回去听讲述的录音。每次进行想象暴露练习时，心理治疗师都会鼓励当事人毫无保留地、深入地挖掘和回忆更多细节。

尽管标准化的延长暴露治疗要求当事人一周见心理治疗师一到两次，但是美国及欧洲一些国家的一些延长暴露治疗频率更密集，要求当事人两周内每天都要与心理治疗师见面。

需要注意的是，当事人一定要和心理治疗师一起完成暴露练习，不能自己进行。那些回避与创伤有关的场景或人、地点、事物的当事人会持续体验到越来越严重的焦虑，回避的事物会越来越多。他们的恐惧和焦虑会非常强烈且根深蒂固，认为自己的安全活动范围变得越来越小。他们有时会问，他们在训练中做的事情和他们的日常生活中的经历有什么不同。虽然在日常生活中，每天他们可能激活创伤记忆上百次。但事实上，在延长暴露疗法中，他们做的事情是不一样的。例如，在日常生活中，当事人打开一本书时可能触发了相关的创伤记忆，他们立刻把书合上。同样的情况一天可能会发生好几次。在延长暴露疗法疗法中，心理治疗师会让他们从头到尾，一字一句地阅读这本书，反复阅读，直到他们觉得自己读懂了这本书，而且在读书时也不会感到很痛苦。这种直面创伤的经历会成为他们人生故事中的一部分，与他们的生活方式相融合。

当事人愿意重新接触与创伤有关的场景，就是他们受益于治疗的一个很好的标志。一旦他们能够自主使用在延长暴露疗法中学到的暴露方式（例如，接触与创伤相关的场景），就会对疗愈很有帮助。延长暴露疗法要达到心理治疗的效果，需要做到几点：清楚了解暴露目标（当事人接触的暴露场景是什么以及为什么是这个场景）；有一段足够长的时间，让当事人体会到痛苦的增加和减少，让他们明白即使处于同样的创伤情景，他们的痛苦也是可以逐渐减少的，即暴露场景没有想象中可怕；勤奋地进行暴露练习，直到这种练习变得越来越简单，可以运用到更多不同的情景中；如果当事人觉得在特定情景中的暴露练习中有效果，就回顾并讨论当事人的体会（例如，暴露练习是更难还是更简单，延长暴露疗法如何影响当事人对自己和世界的看法，等等）。

　　留意并快速指出当事人主动或被动的回避行为，确保当事人在每次的暴露练习中都有最大收获，是心理治疗师的工作。这其中包括提前设置好难度，避免训练内容过难使当事人无法成功，或者训练内容过易使当事人无法获得成就感。心理治疗师还要观察当事人那些隐秘的自我保护行为，例如，为寻求心理安慰，在口袋里装着治疗焦虑的药，在他人的陪伴下前来接受治疗或只在一天的某个特定时间接受治疗。心理治疗师需要告知当事人，心理治疗师会帮助他走出舒适区，但不会脱离安全区。

认知处理疗法

　　认知处理疗法是关注创伤的一种特殊的认知疗法，它质疑创伤事件导致的想法和信念。该疗法包括鉴别、挑战和用更有益的想法和信念替换那些关于自身或创伤经历的无益且扭曲的想法和信念。有关创伤的无益的想法和信念对当事人造成的影响叫"卡点"（stuck point），大部分认知处理疗法都会集中处理卡点。

认知处理疗法的第一个阶段从增加对创伤后应激障碍的基础认识开始。心理治疗师与当事人讨论他的创伤经历以及创伤后应激障碍症状，同时简要介绍和解释治疗方案。讨论的内容包括：什么是卡点？卡点如何在创伤后形成回避症状？经历创伤事件后可以采取什么方式调整思维模式？调整方式包括教当事人改变创伤记忆，用适应的信念回忆创伤事件，避免将在一种创伤情境中学到的内容生搬硬套进另一种情境。第一个阶段结束前，心理治疗师会引导当事人完成第一次陈述，即请他描述创伤经历及其影响。这个陈述是之后大量治疗工作的基础，可以提供一手信息来鉴别当事人的卡点。第二个阶段从回顾第一阶段的陈述开始，请当事人继续介绍和说明创伤事件、想法和感受之间是怎样相互连接的。当事人在心理治疗师的指导下完成想法观察表，用来观察自身无益的想法以及维持创伤后应激障碍症状的思考模式。第三阶段用想法观察表来挑战思维模式，实现认知重建。

认知处理疗法有好几个版本，有的版本要求当事人写一篇叙述创伤事件的文章（发生了什么），将其作为家庭作业布置给当事人，然后在后续治疗中与他一起读这篇文章。关于创伤事件的文章或者想法观察表可以为鉴别卡点提供基础背景，卡点总是以安全感、信任感、力量或控制、自尊和亲密关系为主题。接下来的治疗阶段会将重点放在深入认识那些卡点和挑战上，从而帮助当事人采用一种更有益的替代观念。治疗的核心会放在安全感、信任感、力量或控制、自尊和亲密关系这五大主题上。认知处理疗法通常采用一对一或小组治疗的形式，一般需要 12 次治疗。

对于认知处理疗法，确保当事人按时完成思维观察和想法观察表是非常重要的。如果有的当事人觉得写字很麻烦，可以用电脑打字或口头回答并录音。对当事人来说，关键是要观察自己的思维模式并努力采用更有益的想法和信念。

眼动脱敏再加工疗法

在眼动脱敏再加工疗法中，心理治疗师会要求当事人在脑海中想象创伤事件中最糟糕的画面。心理治疗师会和当事人一起，分辨跟随图片在脑海中形成的文字。这些文字并不真的是当事人在经历创伤事件时说过的话，而是类似于"我现在很不安全"这样的在脑海中持续浮现的文字。心理治疗师要求当事人识别浮现那个画面时他们的心情，并记住脑海中浮现的文字和当时的肢体动作。在脑海中再次浮现文字时，复述这些文字并将精力集中在身体上。心理治疗师通常会两指并拢，在当事人的眼睛前晃动，同时要求他们的视线追随晃动的手指。

在眼动脱敏再加工疗法的各种任务之间，心理治疗师会与当事人确认他们是否观察到画面、文字或情感的变化，接着，心理治疗师会帮助他们将注意力集中到下一组眼动任务上。一旦与创伤记忆有关的伤痛有所缓解，当事人和心理治疗师就能够探索创伤事件的意义并寻找新的思考方式。眼动脱敏再加工疗法有 4—12 次治疗，通常一周一次，由心理治疗师和当事人一对一地完成。

眼动脱敏再加工疗法的工作原理与延长暴露疗法很像，它们都要求当事人关注创伤的多个方面——画面、文字和情绪，并要求当事人反复思考这一切到底意味着什么，直到痛苦减弱，有关创伤事件的想法改变。当事人一开始可能会觉得视线追随心理治疗师的手指来回晃动非常奇怪，要请他坚持下去。其原理是，视线追随手指来回晃动可以分散当事人的注意力，使其不再回避，使痛苦记忆和情感得以加工。

在练习过程中，有时当事人脑海中的画面会改变，有时文字会改变，有时感觉会改变。通常，当事人都是从最糟糕的感觉记忆开始的。第一次治疗时，心理治疗师会要求当事人在脑海中想象一个场景，将注意力集中在浮现的文字及身体感觉上，同时要求当事人的视线紧紧跟随心理治疗师的手指。在一套眼部运动完成之后，心理治疗师会引导当事人放空大脑，做一个深呼吸。之后，要求当事人再次回忆之前浮现的场景、文字和感受，告诉心理治疗师他的发现。当事人回想起这一切后，心理治疗师就帮助他将注意力转移到下一套眼部运动上。在这种一来一回的练习中，当事人通常会穿过创伤事件和被记忆勾起的情感，最终到达一个让他感觉良好且侵入性不那么强的区域。有的人会报告脑海中的场景逐渐消失或者感觉它越来越远了，也有人报告自己对创伤事件有了新的认识，例如，"那个人再也无法伤害我了""这一切都过去了"。通常，当事人都会报告与创伤记忆相关的感受变得越来越弱，越来越没有侵入性。

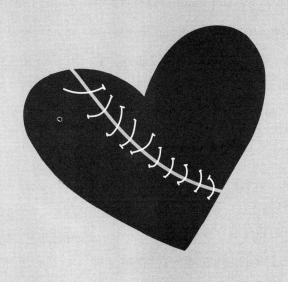

第七章

愈挫弥坚：心理韧性的作用

孟子说："天将降大任于是人也，必先苦其心志，劳其筋骨，饿其体肤，空乏其身，行拂乱其所为，所以动心忍性，曾益其所不能。"苏格拉底（Socrates）说："患难与困苦是磨炼人格的学府。"莎士比亚（William Shakespeare）也说："逆境使人奋发向上。"无数贤人发现逆境使人成长。即使是创伤事件，人们也有机会从中收获精神财富。

在新闻报道中，在亲历者的讲述中，我们常常留意到，总有一些人在经历创伤后，不但内心受到的负面影响较小或未受损伤，而且能快速适应并接受发生的灾难，甚至可能愈挫弥坚，磨砺积极的心理品质，从创伤中获得成长，超越自我，"曾益其所不能"。这是心理韧性的表现，它存在于每个人身上。

什么是心理韧性？

在第六章中我们提到，创伤事件出现后有很大比例的当事人未被伤害，甚或愈挫弥坚，博南诺等学者将此称为"心理韧性"，有时也被称为"心理弹性""复原力""抗逆力"等，指虽然曾经经历或正在经历严重的压力、逆境、巨变或事件，但当事人的身心发展并未受损，甚或愈挫弥坚的现象。

博南诺和迪米尼什（Bonanno & Diminich, 2013）在之后的研究中区分了不同情境的心理韧性过程：一种在慢性、长期的逆境中起作用（如图 7.1A 所示），例如，高三备战高考的高压情境或成长于有家庭暴力的环境中；另一种在急性、高强度、短期的创伤经历中起作用（如图 7.1B 所示），例如，发生自然灾害、车祸事故之后。这是从过程的视角定义心理韧性，即经历压力或创伤事件后心理功能不受损伤。此外，也可以从特质的视角定义心理韧性。研究者认为，能够抵御创伤冲击的人群具有心理韧性。

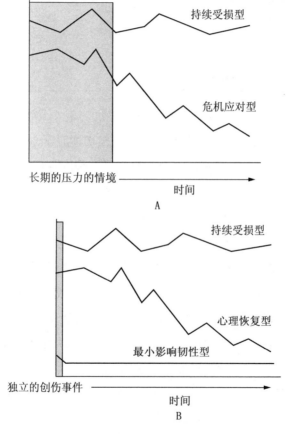

图 7.1　心理韧性的分类

（来源：Bonanno & Diminich，2013）

我们可以通过表 7.1 呈现的两组短语理解心理韧性的内涵。

表 7.1　心理韧性的内涵

心理韧性是……	心理韧性不是……
成功适应压力或逆境；	
一种普通的"魔法"；	恢复；
可以掌握的；	特别的；
一个过程；	一个单维概念
一个多维概念	

心理韧性是成功适应压力或逆境。在面对重大压力或逆境时，人们并未被其打倒，反而愈挫愈勇，不仅成功适应压力，而且战胜压力，从中获得成长与突破。例如，面对亲人因疫情离世的飞来横祸，人们并未沉浸在莫大的哀伤之中一蹶不振，反而尝试着慢慢接受并领悟生命的意义，更热情、乐观地面对生活，坦然接纳了亲人离世的事实。

心理韧性是一种普通的"魔法"。心理韧性并不是仅仅在少数群体中存在。相反，心理韧性是普遍存在的。在创伤后不被打败反而越挫越勇，这确实是一种"魔法"，大部分人都拥有这样的"魔法"。经历重大创伤后，心理韧性型人群的比例高达 65%，表明大部分人具有在创伤后迅速恢复并取得突破与成长的"魔法"。

心理韧性是可以掌握的。每个人都可以通过一定的策略与练习提高自己的心理韧性，获得这种"魔法"，帮助自己在逆境中愈挫愈勇。例如，通过寻求父母、朋友的社会支持或正念冥想等策略，就可以获得并提升心理韧性。

　　心理韧性是一个过程。心理韧性本就指一个人利用外界环境与内部资源，适应并克服压力，获得成长的过程。例如，遭遇重大考试失败后，我们会及时调整自己的情绪，积极寻求老师的指导与帮助，更努力地投入学习中，以迎接下次考试。

　　心理韧性是一个多维概念。心理韧性是一个包含多维度、多因素、多过程的综合概念。有学者基于生态系统理论和已有研究证据，提出心理韧性因素—过程整合模型（详见"心理韧性的构成"部分）。

　　心理韧性不是恢复。恢复指在重大灾祸发生后，当事人的身心功能水平随时间推移逐渐恢复至原有水平。恢复与心理韧性者在灾祸后受到较小影响，甚至不受影响，反而越挫越勇的情况截然不同。恢复属于心理恢复型，其发展轨迹与心理韧性型有极大差别。

　　心理韧性不是特别的。心理韧性普遍存在，并非个例或只存在于某一个或某一类人身上。心理韧性广泛存在于大部分人身上，每个人也都可以通过练习掌握并提升心理韧性。

　　心理韧性不是一个单维概念。如前所述，心理韧性是一个受诸多因素影响，包含多维度、多因素、多过程的一个综合概念，不是一个单维的概念。

心理韧性的构成

　　很多学者提出多个心理韧性框架模型以解释心理韧性的构成。有学者提出一个具有普适性且集大成的心理韧性因素—过程整合模型，它以生态系统理论为基础，在构建上综合考虑了心理韧性的影响因素

（包括内源因素与外源因素）、发展过程，兼顾重点内容，同时整合内容，形成模型。具体如图 7.2 所示。

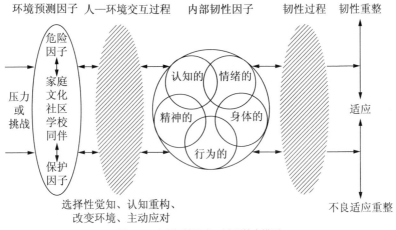

图 7.2 心理韧性因素—过程整合模型

（来源：Kumpfer, 1999）

心理韧性因素—过程整合模型把已证明有心理韧性提升功能的因子，贯穿于以人—环境交互过程为主线的动态适应过程框架，主要包括三个方面：环境预测因子，包括危险因子和保护因子；内部韧性因子；韧性重整。

环境预测因子指对个体心理韧性发展具有影响的各种环境因素，包括危险因子（例如，对心理韧性发展起负向作用的家暴）和保护因子（例如，对心理韧性发展起正向作用的父母支持）。内部韧性因子，即个体的主体特征和内在特质，例如，希望（对未来生活充满希望）、认知灵活（看待事物的想法容易转变，灵活性强）和较强的情绪调节能力。韧性重整，即个体经历消极生活事件后，发挥自身优势，利用环境资源，成功应对压力，实现韧性重整。

心理韧性因素—过程整合模型涉及四个影响域和两个动态相互作用过程。四个影响域指个体面对的严重压力或挑战、个体所在的环境背景、个体特征和个体的适应结果。两个动态相互作用过程指环境与个体间的相互作用过程、个体与适应结果间的相互作用过程。

从左往右看图 7.2，模型从压力或挑战开始。压力或挑战指个体面对的生活压力或挑战，例如每个月要还的房贷、工作压力等；打破或破坏机体与外界动态平衡的压力源或事件，例如突如其来重病、车祸或者裁员等；可预期的挑战和不可预期的消极经历，例如无法完成的业绩考核。

环境指环境预测因子，包括危险因子和保护因子。危险因子与保护因子主要来自家庭、学校、同伴、社区和文化等方面，例如家境贫寒，父母冲突不断，同学歧视，缺乏老师关爱，等等。

通过人—环境交互过程，个体把高危环境转换为更具保护性的环境，以利于韧性重整或积极适应。例如，选择性觉知，即关注负面事件的积极方面或对成长的积极价值；认知重构，即改变非理性的信念（"我一定做不好这事"）等；改变环境，即力所能及地影响和改变环境；主动应对，即积极应对逆境。

内部韧性因子包括五个类别：精神的，包括梦想与目标、希望、乐观、决心与毅力等；认知的，包括良好的智能、学业技能、工作本领、反省能力和创造力等；行为的，包括社会技能、问题解决技能、同理心和人际交往技能等；情绪的，包括情绪稳定性和情绪管理能力，拥有幸福感和幽默感等；身体的，包括良好的健康状况、身体优势及吸引力等。

如果无法平衡压力与挑战，就会打破个体内部系统的动态平衡状态，此时需要韧性过程来恢复内部平衡。韧性过程或长或短。简单来说，韧性过程就是个体在内部韧性因子的支持下，在危险或逆境条件下逐渐习得应对压力的技巧。适应就是个体实现韧性重整，当然，也可能出现反面结果，即不良适应重整。

直面创伤经历

常见的应对方式

应对的主要功能是调节创伤或压力事件对人们产生的影响。常见的应对方式包括：改变对应激源的评估和主动调节事件带来的躯体或情感性反应。个体在经历创伤后采用的应对方式不同，适应的效果也存在差异。这里列出两种常见的应对方式（表 7.2）。

表 7.2　两种常见的应对方式

第一种应对方式	第二种应对方式
• 投入工作、学习或其他活动中	• 试图通过休息或休假，暂时把问题和烦恼抛开
• 培养业余爱好，参与文体活动	• 认为时间会改变现状，唯一要做的便是等待
• 与亲人、朋友交谈，倾诉内心烦恼	• 试图忘记难题或窘境
• 向亲戚、朋友、同学寻求建议或帮助	• 通过吸烟、喝酒和吃东西来解除烦恼
• 尽量寻找事物好的一面	• 试图依赖别人来解决问题
• 改变自己的想法，重新发现生活中什么是最重要的	• 幻想发生奇迹解决问题
• 思考并找出多种解决问题的方法	
• 学习他人处理类似困难的经验和方法	

　　不难发现，以上两种常见的应对方式是截然不同的。第一种应对方式是积极的应对方式，通过寻求家人、朋友的帮助，转移自己的注意力，寻找事物积极的一面等来应对创伤；第二种则是消极的应对方式，通过吸烟、酗酒来麻醉自己，以为等待、逃避或幻想就可以解决问题。

　　此外，还可以将应对分为以问题为中心的应对与以情绪为中心的应对、主动解决式应对与被动回避式应对。以问题为中心的应对指明确应激源并采取行动解决问题，包括一些事先的规划。例如，你去一所新学校就读前感到紧张，在这种情况下，以问题为中心的应对策略可能包括参观学校，确定教室的位置，与老师聊一聊，等等。以情绪为中心的应对则指调控对应激源的情绪反应，辨别自己的情感，聚焦于这些情感并克服它们。主动解决式应对指主动、积极地采取行动，做有益于事态发展的事情。被动回避式应对指被动接受、封闭情感、自我忍受等。通常认为，以问题为中心的应对和主动解决式应对是积极的应对，而以情绪为中心的应对和被动回避式应对是消极的应对。

　　有韧性或坚韧的人在处理生活压力时会更多地使用积极的应对方式，例如寻求社会支持，积极寻求朋友或父母的安慰与帮助，用积极的眼光重新审视压力源，尽量寻找事物好的一面，锻炼身体，采取一种积极的态度直面压力，以及将压力视为挑战，等等。研究还发现，经历创伤后采取被动、回避和以情绪为中心的应对策略与较高水平的抑郁症状相关，采取主动的应对策略（直接解决压力并调节情绪反应）则与较低的抑郁水平相关。也就是说，在创伤事件后，直面创伤，积极主动应对创伤的人，其适应性更好。

有效应对方式：情境与灵活性

研究发现，应对方式是否有效需要考虑情境因素。此外，应对方式的灵活性也是影响应对方式有效与否的重要因素。

具体来说，不同应对方式的有效性因情境而异。同一种应对方式在一种情境下奏效，在另一种情境下却不一定有效。换句话说，回避等被认为是消极的应对方式并不总是无效的，而原先公认的积极的应对方式也只适用于特定情境。在没有完全解除危机的情况下，采用回避的策略短时间避开恐惧线索，是有效应对危机的方式。例如，消防员在执行任务的过程中，通过转移注意力，不关注严重受伤的人，可以减少负面情绪的出现，提高灭火能力。在危机已经化解，当事人处于安全的环境时，认知重评的策略更奏效。

关注应对策略的学者认为，应对方式的灵活性是影响成功应对的重要因素。成功应对并不取决于当事人是否使用了特定的应对方式，而是取决于当事人能否灵活地采用应对策略，能否以最符合压力源和当下情境的方式应对。简言之，面对不同的压力或创伤情境，个体需要灵活采取不同的应对策略。在以色列大学生受恐怖主义暴力影响的研究中，研究者发现，灵活的应对策略可以有效减轻这些大学生的创伤后应激障碍症状，灵活性低的大学生的症状随创伤暴露的增加而增加，灵活性高的大学生的症状则不随创伤暴露的增加而增加。

坚毅与乐观

经历创伤事件后保持坚毅和乐观非常重要。坚毅与乐观是积极心理学领域相对较新的概念。坚毅指对长期目标的坚持和热情，包括努力坚持和兴趣一致。努力坚持指个体面对逆境、挫败时百折不挠，努力应对；兴趣一致指对长期目标持有一如既往的兴趣和热情。乐观指一个人对好的结果有广泛的预期，并持续不懈地行动以实现目标。坚毅与乐观无疑是人们在艰难困苦中不断前行的支撑性心理品质，具有鲜明的未来取向和主动应对导向。研究发现，坚毅与乐观是心理韧性的重要指征。借由坚毅和乐观，人们在面对严重压力和逆境时能够保持正常的身心功能，防止出现创伤后应激障碍。因此，在重大创伤事件后，应注重培育当事人坚毅和乐观的心理品质。

我们可以尝试通过以下手段培育自己坚毅和乐观的心理品质。例如，在疫情后分享自己应对疫情的故事。分享可以通过以下程序进行：讨论现状或问题→锚定挑战点或难点→选择合宜的感受或行动→评估觉得有效的、成功的应对方法→走向更有效能的应对。这种分享不仅可以在家庭、团体中进行，也可以在自我对话中进行。同时，保持阅读的习惯也非常有益。例如，在疫情中阅读经典著作（而非碎片化阅读）不仅可以让人心绪安稳，暂时从对疫情的关注中抽离出来，还可以让人获取应对灾难的榜样，进而反思人生的厚度与存在的价值和意义，产生对生命的渴望并充满动力。阅读不仅是个人的活动，也可以是一家人共同的活动。值得在共克时艰的疫情中大力倡导"一人读书，全家受益"的观点。比如，亲子阅读，特别是加入一些片段化小游戏的亲子绘本阅读，也是值得推荐的应对疫情的健康的亲子活动或家庭活动。

认知策略：换个角度看创伤

ABC 理论

人们遇到创伤或者压力后，会产生各种情绪反应，这不仅取决于作为刺激的应激源，还取决于刺激与反应之间的认知空间。通过改变对刺激的认知评价，就可以选择自己的反应。美国心理学家艾利斯（Albert Ellis）提出了著名的情绪调节的 ABC 理论。A 为外界刺激，B 为信念评价，C 为反应。

举个例子：你经历车祸后会避免开车，因为你觉得一旦开车，就会再次发生车祸。然而，当你充分认识到车祸只是一个意外，重大车祸发生的概率非常小时，你就不再惧怕开车了。在这个例子中，A 为过去发生的车祸，B 为对车祸的不同认知（前者为一开车就会发生车祸，后者为重大车祸发生的概率很小，纯属意外），C 为不同的反应（前者为逃避、恐惧，后者为不再惧怕）。可以看出，面对同一件事（车祸），不同的认知会得到不同的反应。因此，在面临压力源时，我们可以通过改变自己的认知来改变自己的情绪，从而减轻不良影响，或将压力转化为动力。

在面对创伤情境的时候，我们应该多问问自己是不是只看到了问题的一个方面，是不是思维陷入僵局，是不是应该冷静思考一下，变化地看待问题。事实上，在日常生活中，很多人会遇到这样的情形：在工作繁忙的时候，上司还布置了新任务。你可能会觉得上司不体谅自己甚至针对自己，产生烦躁、恼火等情绪。但你也可以认为这个安排是出自上司对自己的信任或者上司对自己的磨炼，从这个角度看待整个事件，你就可以更积极地面对压力，迎接挑战。

常用的三种认知策略

第一种认知策略是改变自己对创伤事件的态度，从原先的"视创伤为威胁"转变为"视创伤为挑战"。一项对脊髓损伤患者的纵向研究发现，如果患者受伤后将疾病视为威胁，随着时间的推移，患者的心理症状会加重；如果患者将疾病视为挑战，随着时间的推移，患者的心理症状会减轻。

第二种认知策略是改变自己的归因风格，即一个人遇到问题时的解释风格。日常生活有几种常见的错误的归因风格，包括绝对化要求、过分概括化和糟糕至极。

绝对化要求即以个人意愿为出发点，认为某事必定要发生或者必定不能发生。例如，"我必须每件事都成功""大家必须听我的安排""生活应该是很容易的"。这种绝对化要求是不可能实现的，因为客观事物的发展有其自身规律。当一个人的绝对化要求违背事物发展规律时，他就会难以接受和适应，陷入困扰中。

过分概括化是一种"以偏概全"的不合理思维方式，即对自己或别人作出不合理评价，常常以一件或几件事来评价自身或者他人的整体价值。面对失败，常常认为自己一无是处，毫无价值。例如："我就一无是处。""我什么都做不好。""没办法，我就是不会教育孩子。"这种片面的自我否定往往导致自罪、自责、自暴自弃的心理，进而引发焦虑和抑郁等负面情绪。一旦将这种评价转向他人，就会一味责备他人，抱怨他人，产生愤怒和敌意。

糟糕至极即把事物后果推论到非常可怕、糟糕，甚至灾难性地步的非理性信念。比如，一次考试失败就断言整个人生失去了意义，经历一次不幸的婚姻就认为自己再没有幸福可言，遇到自己认为糟糕透顶的事情，就陷入负面情绪中，惶惶不可终日。

积极心理学之父塞利格曼（Martin Seligman）及其同事提出，归因风格有两个关键维度——持久性和普遍性。面对困难，有心理弹性的人不会自动将问题归咎于自己或他人，不会想象问题是无法解决的（持久性），也不会担心问题会影响他们生活的所有领域（普遍性），他们不责备什么。相反，他们倾向于把责任放在现实中属于自己的地方，会认为困难只是暂时的，通常是可以解决的，问题也只会影响有限的生活领域。

第三种认知策略是接纳自己经历的创伤。如新冠疫情给人们带来剧烈的心理震荡，打破原有的生活秩序，引发生活环境和生活方式的一系列改变。在这种情况下，如何基于现有条件应对和掌控生活就显得极为重要。沙伊尔（Michael F. Scheier）和卡弗（Charles S. Carver）对接受手术后康复的癌症患者进行的研究发现，在手术后第一年，接纳是最常见的反应，而接纳预示着较少的苦恼。

在应对巨大的灾变时，中国古人最初用"顺变"来描述居丧者对亲人亡故的适应："丧礼，哀戚之至也。节哀，顺变也。"（《礼记·檀弓下》）后逐渐用"顺变"指"顺变达权"，即随着变化调整。西方学者也发现，接纳变化，对变化保持开放是心理力量的重要来源，实证研究也在对之不断探讨。

　　生命故事启迪法是提升顺变力的有效方式。常见的生命故事有：种子长成大树（变）→大树老枯死去（再变）→大树的种子又长成大树（又变）；虫卵变为蝴蝶（变）→蝴蝶老去（再变）→蝴蝶产的卵又破茧成蝶（又变）；小宝宝长大成人（变）→成人老去（再变）→下一代又长大成人（又变）。这些自然界的原型最具影响力，人类的知识都是从原型开始，又回到自然界的。这种生命故事的启迪简洁、有力，容易引发共鸣，使人意识到自身存在于一个常变的环境中，认同了这一点，就能够做到接纳变化而不是抗拒变化，就可以为重大灾难事件下的人们赢来积极应对的机会和成功适应的支点。

　　要注意的是，接纳并不等于听任、放弃，而是接纳不能改变的，改变能改变的。例如，匿名酗酒者协会的成员仅使用祷告的形式帮助接受现实，不付出努力，也不采取任何行动，这就是听任的表现。

＊＊＊

小练习：打破不合理的自动思维

　　认知行为疗法中有一个常用的练习（见表 7.3），用于打破自动化的不合理思维，从而改善应激反应和情绪。

　　第一，写下让你不悦的事件，即前文 ABC 理论中的 A（外界刺激）。第二，写下情绪产生之前的自动思维，即 B（信念评价）。第三，对这个自动思维的相信程度评分，并指出它

表7.3 练习打破不合理的自动思维

日期 / 时间	情境	自动思维	情绪及其强度	替代性的思维或者合理的反应	结果
	导致不悦情绪的真实事件；导致不悦情绪的想法；不愉快的身体感觉。	1. 写下情绪之前的自动思维。 2. 为自动思维的相信程度评分，0—100%。 3. 属于哪种认知扭曲？	1. 标明悲伤、焦虑、愤怒等。 2. 为情绪的程度评分，0—100%。	1. 写下替代性思维或合理的反应。 2. 为替代性思维或合理反应的相信程度评分，0—100%。	1. 再次评估你对自动思维的相信程度，0—100%。 2. 再次评估与自动思维有关的情绪，0—100%。 3. 接下来你要怎么做？

属于哪种认知扭曲。第四，写明自己产生的情绪和强度，即 C（反应结果），标明悲伤、焦虑、愤怒等，并对其强度进行评分。第五，写下替代性思维或合理的反应，即改变自己的信念评价，找到一个新的 B，并对其相信程度进行评分。第六，再次评估你对原先的自动思维的相信程度，评估由自动思维产生的情绪的强度，并写明接下来你要怎么做。当做完这些，你会发现，你的情绪反应也会因为新的 B 的出现而转变成新的 C。

举例来说，今天你和自己的好朋友打招呼，但是他没有回应你，反而快速走开了，你感觉很生气，觉得他无视了你。过后你转念一想，那会儿马上要上课了，他可能非常着急，没看见你。这么一想，你生气的感觉也没有了。在这个例子中，导致你生气的事件 A（外界刺激）是你的好朋友没有回应你，反而快速走开了，你的自动思维 B（信念评价）是他无视了你（在这里，你需要为自己自动思维的信任程度打分，判断它是否属于认知扭曲，是哪种），你的情绪 C（反应结果）是生气（在这里，你要评价情绪反应的强度）。你转念一想后，产生了替代性思维，即新的 B（信念评价），也就是你认为他应该是因为急着去上课而没看见你，在这里，你也需要为这个替代性思维的信任程度打分。接下来，你要再次评估你对朋友无视你这个想法的相信程度，同时评估你生气的程度，并写明接下来你要怎么做。这样一个过程可以帮助我们打破自动化的不合理思维，及时改变自己的情绪反应。

保持希望

没有什么比面对脆弱、痛苦和损失时保持希望的能力更能深刻地揭示心理韧性的作用了。斯奈德（Charles R. Snyder）指出，希望是一种积极的激励状态，是基于一种互动产生的成功感（目标导向的能量）和路径（计划实现目标）。希望包含三个部分：个人希望达到或达成的任何目标；路径思维，即实现这些目标的不同的或可能的方式和规划路线；能动性思维，即发展和保持动力实现预期目标的倾向和精力充沛地利用途径实现目标的倾向。具体来说，我精力充沛地追求我的目标（能动性思维），我过去的经历为我的未来做了充分的准备（能动性思维），我可以想出很多办法来摆脱困境（路径思维），即使别人灰心丧气，我知道我可以找到解决问题的方法（路径思维）。

研究发现，一个人的日常压力越大，希望越低，其负面情绪就越强。每天充满希望的生活有助于缓解压力反应，此外，希望与自尊、积极思想、乐观、心理健康、身体健康和恢复力的增加具有正相关，与抑郁具有负相关。人们还发现，希望是促进心理弹性的一个因素，也是未来和当前积极生活的内在源泉。萨利比（Dennis Saleebey）指出，希望也是优势视角和恢复与复原运动的重要组成部分。一项元分析表明，希望可以预测创伤后的复原力。对希望、心理韧性、主观幸福感和心理脆弱性的研究发现，希望是心理韧性对主观幸福感产生影响的原因之一，希望也可部分削弱心理脆弱性对主观幸福感的影响。

是不是最好所有人都充满希望，不会悲观？实际上，防御性的悲观主义也能起到保护作用。例如，当你想到自己在即将到来的任务中的表现时，你非常焦虑，总是害怕最坏的结果，为了避免出错，你早做准备，结果表现得非常成功。在遭遇重大创伤事件后，保持自己的计划性与行动力也相当重要。创伤事件发生后，人们的生活秩序被打破，此时，计划性和行动力是重整秩序的重要心理基础。研究发现，高心理韧性者在面对重大灾变事件和逆境时富于计划性，善于将计划付诸行动，这不仅有利于成功应对灾祸，更有利于他们迎难而上，取得成功。

计划性和行动力反映了一个人高水平的自控力和自主性，可以让一个人在面对重大灾变事件和逆境时临危不乱，从容不迫，构建应对资源，是足智多谋的表现。计划性和行动力不仅使人们在面对重大灾变事件和逆境时有了喘息的空间，更能经由秩序感，让人们以有序的方式应对重大灾变事件和逆境带来的"一团糟"的局面。因此，增加计划性和行动力也是增进重大灾变事件和逆境下人们抗逆力的关键着力点。

需要注意的是，在制定计划时，计划不宜过大，可兼顾中长期目标，重在实现短期目标（比如，今天读多少页的书），并及时检查和评估计划执行情况。同时，在发生重大灾变事件后，需要系统检视影响计划性和行动力的因素并及时修正，这有利于提高计划性和行动力。比如，看手机、电视的时间是否过长，作息是否规律，做事情时是否营造了一个相对不受打扰的空间，是否需要其他人的配合但未予告知等。此外，非常重要的一点是不要自我设限。研究显示，自我设限往往会导致计划难以执行。高自我设限者会因为过度退缩和关注负面信息而影响自己的应对效能。可以通过提高计划性和行动力来提升自控力和掌握感，持续增强抗逆力。

社会支持：主动寻求帮助

社会支持指社会网络（包括父母、亲戚、朋友等）为个体提供的旨在帮助个体应对压力的心理或物质资源。在经历创伤事件后，如果积极主动寻求帮助，可以有效减少创伤事件带来的伤害，降低出现心理问题的风险。

社会支持有着不同的形式和分类（如图 7.3 所示）。其一，为你提供实际帮助的人。即为你提供实际帮助的家人、朋友或组织、团体，这种支持形式也被称为"工具型支持"。其二，愿意倾听、理解你的人，通常是分担你的担忧和情绪的家人或朋友，这种支持形式也被称为"情感型支持"。其三，让你感到轻松、愉快的人，但不一定讨论心理困扰。其四，获得你的帮助并感激你的人。帮助他人也是对自身的一种支持。

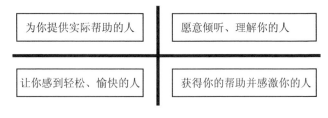

图 7.3　四种社会支持

　　研究发现，缺乏社会支持会影响人们的心理健康。在一项动物研究中，学者发现，被社会隔离（无社会支持）的猴子，其心率和血压显著增加，并且出现高皮质醇血症和动脉粥样硬化。但当猴子重新融入它们的社会群体时，心率又会恢复正常。

　　人们的心理健康水平也会影响其获得的社会支持。一些人经历创伤后会出现一系列变化：情绪上感到难过和无望；身体上觉得没有做事情的活力和动力；认知上会假定别人会嘲笑自己，没有与朋友讨论问题或求助的勇气和自信；行为上表现为社会退缩，不愿与人交往。他们会陷入心情低落和活力低下的循环：不参与社会活动→心情低落→情况进一步恶化，更不愿意参与社会活动→心情低落。长久以往，其身心健康及得到的社会支持均会大幅下降。

　　因此，我们需要打破这个恶性循环。打破恶性循环的简单方式有：做以前压力小的时候经常做但现在很少做的事；找到一件可以重新开始做的愉快或开心的事情；制定接下来一周的活动计划。

　　有趣的是，社会支持不是在所有情境中都能有效缓解个体的压力。关于丧亲的前瞻性研究结果未能支持"社会支持能缓冲个体丧失压力"的假设。不过，丧亲研究也表明，丧亲前的工具型支持水平（即协助日常生活任务）可以预测丧亲后心理韧性型的轨迹。

　　在新冠疫情期间，社会支持起到怎样的作用呢？一项调查新冠疫情期间不同年龄组的人得到的社会支持及这种社会支持对个体心理健康的影响的研究发现，家庭支持比其他支持更重要。社会支持和恢复力的相互作用是显著的，即具有中／高社会支持水平可以有效降低新冠疫情期间个体患心理障碍的风险。

　　像新冠疫情这种几乎对所有人都会造成心理冲击的重大突发公共卫生事件，社会需要在其发生后及时采取正确、有效的应对措施，从社会层面提升大众的社会支持水平，帮助人们攻克难关。例如，在新冠疫情期间，很多机构依托"互联网＋"，对民众进行科普教育，促进民众的自助行动。以科普的形式促进民众自助是十分便捷、直接可行的工作途径，不过，要注意的是，科普内容要让公众知晓，需要从去学术化、朗朗上口、分群发放等角度通盘考虑。既要做到科普内容全覆盖，又要防止科普内容烦琐、晦涩。科普内容要喜闻乐见、图文并茂又不失严谨，这样可以提高民众对科普建议的依从性。新冠疫情暴发后，广大心理学工作者积极行动起来，编撰并出版了多本自助手册。各大媒体平台也都及时、免费发放这些防护手册，有涉及病毒知识的，也有涉及心理防护的。

情绪调节：学做情绪的主人

　　情绪调节指一个人调控一种或一组情绪的能力。重大灾变事件会引发个体一系列情绪波动，其负面情绪水平（如焦虑、恐惧、愤怒、抑郁、担忧、恐慌、无聊、倦怠、失望和内疚等）会升高。如已有的关于严重畸形呼吸综合征、中东呼吸综合征和埃博拉病毒等大型传染病暴发时期公众情绪的研究发现，恐慌和愤怒是最常出现的情绪，公众的负面情绪（焦虑、恐惧）占比远高于正面情绪（平静、镇定）占比。在新冠疫情期间，严格的防控很容易催发个体焦虑和无聊的情绪。

　　大量研究表明，情绪调节与个体的心理韧性显著相关，可以有效缓解个体的压力。在面临严重压力或逆境时，高心理韧性者最明显的情绪特征是通过生成正面情绪对抗不利处境的消极影响。正面情绪有助于个体有效应对压力或逆境，保持和增进身心健康，这是正面情绪所拥有的"扩展与建构"的功能。情绪调节能力是非常关键的个体韧性因素。如果个体缺乏有效的情绪调节策略，将会饱受负面情绪的困扰，进而引发创伤。

　　阿图奇-加德（Raquel Artuch-Garde）等人在一项横断研究中指出，自我调节行为与高中生的高心理韧性有关。积极的情绪似乎可以帮助高心理韧性者处理日常的压力。格洛里亚（Christian T. Gloria）等人开展的横断研究也证明，正面情绪可以强烈预测公立学校教师的心理韧性，使其更有效地处理逆境和压力。晚年时，情绪认知能力可能对个人和社会功能都有重要的促进作用。例如，对阿尔茨海默病患者实施基于情感的干预，可以避免病情恶化。

这里，我们引入一个概念，即情绪灵活性。情绪灵活性指个体根据环境的要求，灵活选择情绪调节策略及情绪调节目标，最终达到恰当调节情绪的目的。情绪灵活性包括情绪调节策略和灵活选择情绪调节目标两个方面。研究发现，情绪灵活性的作用大于单个静止情绪调节策略的作用。从情绪调节策略的角度出发，个体如何有效调节自己的情绪呢？简单来说，可以从以下五个方面入手，即自我意识、心灵觉察、认知重评、适应能力与自我怜悯。

其一，自我意识。注意自己的感受并为其命名是情绪调节的一个重要步骤。例如，当你感觉不好时，问问自己：我是感到悲伤、无望、羞愧还是焦虑？给自己一些选择，探索自己的感觉。试着说出你在那一刻内心强烈感受到的具体情绪，如果你想的话，可以把它写下来。在这个阶段，你不需要采取行动或判断你的情绪的因果关系，你需要的只是完全意识到现在控制你心灵的那种感觉。

其二，心灵觉察。除了自我意识外，正念可以让我们探索和识别外部世界，包括我们的身体。简单的正念练习，如呼吸控制或感官放松，可以平息内心的风暴，并以正确的方式指导我们的行动。

* * *

正念指导语

请以舒适的姿势坐下，背部挺直而不僵硬，姿势要庄严而舒适。如果你是坐在椅子上，那么请将双脚平放在地板上，双腿不要交叉，轻柔地闭上双眼。

将觉察带到你的身体感觉上，集中注意力体会身体与地板和椅子接触部位的触感和压力感。花一两分钟去觉察这些感觉，就像扫描身体那样。

现在将觉察聚焦于身体感觉的变化，随着呼吸，感受下腹部（肚脐周围）的感觉。如果你是第一次进行这个练习，可以将手放在下腹部，这样就可以感觉下腹部的变化。让自己的意识进入该部位的身体感觉，即使移开手后，也要继续聚焦于此。

用心体会吸气时腹部轻微隆起的感觉，以及呼气时腹壁的放松感。在呼吸的过程中，将意识集中于下腹部。你也可以将注意集中在呼气和吸气那个短暂的停顿瞬间。

无须有意地控制自己的呼吸，只是简单地吸进、呼出。试着用同样放松的态度去对待其他体验。你不需要去纠正什么，也不需要达到某个特定的状态。只是去体验你的体验，除此之外不需要做什么。

你的心智可能会从感受呼吸时下腹部的变化游离到各种思考、规划、白日梦上，这没什么大不了，这正是心智的习惯行为，既不是错误也不是失败。当你的觉察不再聚焦于呼吸，你可以温和地恭喜自己，你又一次有觉察到自己的经验，留意到是什么让你分心了（"哈，思维在这里！"），然后你再温和地将觉察带回来，继续聚焦于下腹部的身体感觉，恢复对吸气、呼气的觉察。

其三，认知重评。认知重评包括改变思维方式，要求个体有更强的接受性和灵活性。认知重评是认知行为疗法、辩证行为疗法和愤怒管理等心理治疗方法的重要组成部分。认知重评包括思想替换和情景角色转换等方法。通过认知重评，个体可以尝试从一个全新的角度来看待紧张的情况。例如，我们可以用"我的老板此刻很不高兴，我相信我可以弥补""我知道我很努力，很诚实，让我再试试"替代"我的老板讨厌我""这里不再需要我"等想法。通过认知重评，个体对自己的问题有了更广泛和更好的认识，以更积极的态度来应对问题。

其四，适应能力。情绪失调降低了个体的适应能力。个体变得更容易分心，应对机制更容易失败，这就是为什么个体开始抵制变化。建立适应能力的一个很好的方法是客观评价。例如，当你感到被压力情绪困扰时，你可能会作出破坏性反应。花点时间想一想，如果你最好的朋友遇到同样的事情，他会怎么样？在这种情况下，你会建议他们怎么做？如果你愿意的话，你可以写下你的答案，并试着想一想你是否也在遵循同样的步骤。

其五，自我怜悯。每天为自己留出一些时间是培养情绪调节能力的一个好方法。让自己感受自己的才能和美德，让自己的思想落在一个灵活的空间内，这可以极大地改变个体对情绪的感受和反应。一些简单的自我同情技巧包括每天进行积极的自我肯定（例如，对着镜子告诉自己"我能行"）、放松和呼吸控制、怜悯冥想、定期自我护理、写感恩日记等。

积极情绪可以帮助人们从创伤事件中快速恢复，每个人都需要通过一些技巧来增加自己的积极情绪。研究发现，分别激活消极情绪和积极情绪后，与低心理韧性者相比，高心理韧性者在面对严重压力或逆境时，没有必然表现出消极情绪水平更低，而是激活了更高水平的积极情绪，保持更长时间的积极情绪，以及更快从消极情绪的谷底弹回。实践证明，调适诸如恐慌、焦虑、无聊、怨愤、抑郁等消极情绪，会引发积极情绪。诸如快速搓手、拍手、抓握手、指尖叩敲头部、揉搓耳朵、抚提脸部，以及类似像蝴蝶一样拍打手臂的微运动，有调适消极情绪的效果。

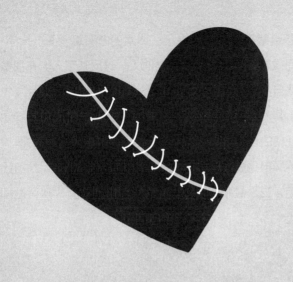

第八章

创伤后的自救之路

　　飞机起飞前都会播报一条温馨提示：如果舱内的氧气面罩掉落，需要先将自己的面罩戴上，然后再去帮助他人。这反映了人们在很多情况下，容易忽略自身需求而急于帮助他人，尤其是在创伤事件发生后，如果有人发出强烈的求助信号，有些人可能会不顾一切地帮助他人。例如，在大规模的自然灾害发生之后，医护人员面对大量的医护需求时，常常会不顾自身疲惫，超负荷去照顾他人。然而，照顾自己永远都是最重要的，也是最必要的，这样做并不是自私，而是智慧和负责任的体现。

创伤经历者需要什么？

　　创伤发生后，一些需求是当事人共有的，这些需求得到满足后，他们可以更快复原。马斯洛的需求层次理论将需求分为五个层次，从低到高依次为生理需求、安全需求、爱与归属的需求、尊重的需求和自我实现的需求。接下来，我们谈论一下当事人的前三个共同需求。

　　其一，生理需求和安全需求。在生理需求方面，他们需要能满足基本生存需要的食物、水和一个相对温暖、可睡眠的住所。在安全需求方面，他们需要的是一个相对安稳、安全的环境，以避免二次伤害。在发生自然灾害之后，专业的心理援助团队一定会提醒年轻的心理工作者，提供心理服务不能操之过急，要在满足当事人的物质要求并在其处于相对安全的环境后（国内一般是搬入救灾板房后），才能进行心理援助。马斯洛的需求层次理论表明，生理需求和安全需求是更高层次需求的基础。只有当身体处于安全的状态时，才有可能感到心理安全。

医疗救助和经济支持同样重要。当事人往往需要接受治疗，如医疗护理、伤口清理和药品等。如果伤口影响日常生活，当事人在痊愈前可能需要一些物质支持，以能够维持生活。如果受伤是会伴随终生的（如瘫痪、烧伤等），导致无法工作或可选工作减少，他们还可能需要残疾保险、最低收入保障这类经济资源的支持。一些人如果在短时间内无法走出身体创伤或不幸遭遇的阴影，这些积压的负面情绪可能转化成心理问题。这时就需要专业心理人员的介入，为他们做一些疏导工作。

其二，爱与归属的需求。对创伤群体来说，再怎么强调社会支持的重要性都不为过。社会支持是预测哪些经历创伤的人会患上创伤后应激障碍或其他持续性障碍的最重要因素之一。当遭遇负面事件时，人们总是倾向于自责，哪怕事情根本不受他们的控制。对于当事人，让他们感觉有人无条件地站在他们的那一边，不因为发生的事件而责怪他们，这一点非常重要。我们能够提供的最重要的帮助之一，就是陪伴在他们身边，为他们提供情感支持，不评判地倾听他们的诉说。倾听是在给当事人一个梳理创伤记忆的机会，使他们能够直面创伤事件，而不是一味地回避。

在现实生活中，我们常常遇见这样的情况：当事人想要逃避，将自己隔离起来；他们情绪崩溃，言语攻击他人，愤怒地叫喊；他们装作无事，反过来安慰家人和朋友……其家人和朋友观察到以上情况后，往往得出"需要给他一些私人空间"或者"他没将这件事放在心上"的结论，选择让他们独处。这样的善意实际是一种忽视，是一种负面的帮助，当事人会认为自己被拒绝了，进而更封闭自己。

陪伴的一个要领是让当事人感觉自己受到重视，正在被关怀，正在被认同。一位学生来访者曾经和我讲过这样一段经历：她的爸爸在她上初中时经历了一次大手术。为了不让她担心，爸爸术前一直对她说手术会很顺利，医生很厉害。她当时不善于表达感情，每次放学看望爸爸时，只是坐在床边玩游戏，没和爸爸多说话。她认为，手术顺利，平安无事，那就很好，不必多说什么。后来，妈妈偷偷告诉她，爸爸看到她坐在旁边玩游戏，感觉很难过，她才意识到自己的做法没有让爸爸感觉到被关怀，反而有了忽视感。

当事人的情感就像一根绷紧的皮筋，敏感、脆弱，这种不知何时会降临的崩裂让身边人战战兢兢。如果身边人忽视他们当下的状态，再去拉一拉，这根皮筋就断了。如果身边的人能伸出温暖的手，这根皮筋就会慢慢松下来，恢复正常。

共同的心路：抚平心理创伤的五个阶段

人们经历创伤事件之后，有着相似的创伤心理发展和恢复阶段。让当事人了解自己当下的状态以及将会如何变化，是他们恐慌时的一颗定心丸。霍洛维茨（Mardi Horowitz）教授是创伤研究领域的知名专家，他把人类抚平心理创伤的过程划分为五个阶段。

第一个阶段：痛哭。当事人无法相信所发生的事情，被意外击倒，非常惊慌，甚至无法工作、外出、社交，只能蜷缩在屋子里，有时痛哭，有时尖叫。

第二个阶段：麻木和抗拒。在度过痛哭阶段后，与创伤有关的想法、画面和记忆会像潮水般涌现。这导致大脑自动开启防御机制，将它们挡在意识之外，此时就进入第二个阶段——麻木和抗拒。这种自我保护机制对于当事人应对巨大的心理压力非常重要。有些人在回忆创伤事件时，觉得就像在演一出戏，一个自己在台上表演，另一个自己则在远处冷眼旁观，这是他们面对巨大的心理压力时的自我保护方式。自我保护还表现为感情麻木。霍洛维茨教授的一位女患者曾说："我感到自己心如铁石。我把自己的内心完全封闭起来……在周围筑起一道厚厚的高墙。对我来说，这是应对创伤的唯一方式。"

有时候，创伤事件带来的打击实在太大，以至于在进入痛哭阶段之前，当事人就已经开始抗拒事实。抗拒类似于弗洛伊德提出的"否认"的自我防御机制。犹太人大屠杀幸存者哈特-莫克森（Kitty Hart-Moxon）在《我还活着》（I am Alive）一书中描述了自己刚到集中营时的抗拒："我耳目所及的，只有尖叫、死亡和喷着浓烟的焚尸炉。黑沉的煤渣和焚尸的气味充满空气……这就像是一场可怕的噩梦。几个星期以后，我才能真正相信这儿发生的一切。"很多人在亲人去世时也会经历麻木和抗拒的阶段，不相信亲人已经离世。

然而，麻木和抗拒并不能一直持续下去。虽然人们可以暂时将创伤记忆封闭，不让它进入认知，但创伤记忆实在太强大，总有一刻会突破封锁。如果当事人一味地压制创伤记忆，不去积极处理它，总有一天，它会击溃当事人的意志。研究表明，如果刻意压制负面感受，反而会增加它们出现的频率，这就是所谓的"回跳效应"（rebound effect），也就进入霍洛维茨所说的第三阶段——侵入性记忆。

第三个阶段：侵入性记忆。我们在第三章已经详细描述了侵入性记忆的表现。简单来说，对于很多经历创伤的人，侵入性记忆就像一个不受欢迎的室友：有一天，我趁室友出门时把门锁换了，室友回来后发现自己无法进入，于是一直大力敲门，但我假装听不见。过了一段时间，室友停止敲门，我以为他走了，但他又开始敲门，这样反复多次，直到他失去耐心，破窗而入！

第四个阶段：整合创伤。当事人通常会在抗拒和侵入性记忆之间反复摇摆。虽然大多数人都能逐渐勇敢，可以面对与创伤相关的记忆和信息，但这个过程实在太痛苦了，因此，他们一次只能整合一小部分，就像把散落在书架下的书，规整地排列到记忆的书架上。

在整合创伤阶段开始之后，很多人似乎会隔离自己的感受，他们仿佛化身为旁观者，从远处观察自己经历过的创伤事件，或者仿佛身处梦中。这或许是大脑通过这种方式来调节创伤压力，以避免给人造成太大的冲击。人们不断努力整合创伤经历，同时，也逐步改变对创伤记忆的错误认知，先前对于创伤线索的抗拒心理、回避行为和再体验的症状也会逐渐消失。

第五个阶段：抚平创伤。经过几轮整合和情感释放，创伤经历者对造成心理创伤的事件有了新的认知，情感也得到了宣泄。抚平创伤的阶段是他们开始迈向新生活的开始。

这五个阶段并不是固定不变的，并非所有当事人都会按照以上顺序走过所有心路。有人可能会跳过其中一到两步，或者以其他途径代之。每个阶段持续的时间也因人而异。

第八章　创伤后的自救之路

整合创伤：理解创伤经历的理论框架

在上述抚平心理创伤的五个阶段中，第四个阶段"整合创伤"十分重要，有什么理论框架可以帮助我们理解创伤经历呢？为了从情绪加工理论的角度深入理解创伤经历，我们需要先了解正常情况下恐惧和其他负面情绪的产生机制。

在情绪加工理论中，恐惧和其他负面情绪是人类为了自我保护而产生的一种让自己远离危险的情绪，它们被表征在日常记忆中。整个"恐惧架构"包含各种信息：刺激物，即令人害怕和让人恐惧的东西（例如，森林中突然出现的一只猛兽）；对刺激物的反应，例如，心跳加速；对刺激物的理解（例如，猛兽很危险）；对自身反应的理解（例如，心跳加快意味着我们很害怕）。

当恐惧是基于真实威胁时，我们称为"正常恐惧"。恐惧架构还包含各种应对真实威胁、保护自己的办法，如对抗或逃跑等。当我们面对猛兽这样的威胁时，感到害怕并试图逃跑是恰当、常见和有效的反应，它们可以帮助我们保护自己并存活下来。但当以下情况出现时，恐惧（或其他负面情绪）会带来问题：恐惧架构中的信息与现实世界不相符；对无害刺激物作出不当反应（例如，感到危险和害怕）；仅仅因为无害刺激物与之前的创伤经历相关，就激发回避行为或其他强烈情感。恐惧反应和回避行为对日常生活产生影响。一个最经典的例子就是在战争中幸存的士兵，他们听到烟花爆炸的声音时，会联想到战场上的炮火声，出现害怕情绪和回避行为。

许多人在经历创伤后会出现一些症状，如果随着时间的推移，这些症状没有减轻，就可能形成创伤后应激障碍。如果这些症状逐渐减轻，当事人就会回归日常生活，这个过程被称为"自然恢复过程"。为了促进自然恢复过程，需要做到两件事：第一，当事人要允许自己回想创伤事件，接受那些会让他们想起创伤事件的人、地点和情境。第二，当事人回忆创伤事件或遇到与创伤事件有关的人、地点和情况时，要认识到这些记忆并不具有威胁性，也并不危险。随着时间流逝，当事人会意识到自己可以掌控负面情绪，能做任何想做的事情，并逐渐回归日常生活。通过接触而不是回避与创伤相关的记忆和提示物，当事人会明白自己可以忍受这些场景，不会发生任何不好的事情，自己也不会发疯或失控。在自然恢复的过程中，他们会了解创伤事件与其他类似但无危险性的事件不同。他们会明白这个世界并不总是危险的，遇到困难时也知道如何处理。

不能说什么和可以说什么

不能对创伤经历者说什么？

当经历创伤的人向朋友或家人倾诉的时候，以下这些话不能对他们说。

第一类是带有质疑或否定性的话。例如：

"你一定搞错了。"

"你做了什么？"

"事情不可能是那样的。"

"你为什么不离开呢？"

"你为什么不告诉别人？"

"你应该知道该怎么做的。"

"他是个很好的人，他不可能这样对你。"

"这其实是你的错。"

"我无法认同你的想法。"

"听起来没有那么糟糕。"

"可能事情也不是那么糟糕，否则你就离开了。"

"你为什么不喊救命？"

"你为什么不逃跑？"

"你为什么不反击？"

"你为什么让他这样对你？"

"如果是我的话，我绝对不会让他那样对我的。"

"你是个胆小鬼。"

第二类是要求他们坚强、赶紧好起来或带有命令意味的话。例如：

"你必须坚强起来！"

"快点克服它！"

"你必须战胜它。"

可以对创伤经历者说什么？

可以说一些表达共情和无条件支持的话。例如：

"我对于发生在你身上的一切深感遗憾。"

"我很抱歉让你陷于那样的境地。"

"这不是你的错。"

"我想竭尽所能去帮助你。"

"我仍然爱你。"

"这件事情并不会影响我对你的看法。"

"任何人在那样的处境下都会做出和你一样的行为。"

"我无法想象我自己身处那样的环境会是什么样子。"

"不论你做过什么，你都是对的，因为只有那样做你现在才能活着在这里说这些事情。"

"我很想帮助你，但是你可能需要先告诉我，我应该怎么做。"

"我会永远在你身边。"

"任何事情都无法改变我对你的看法。"

创伤经历者可以对亲友说什么？

人们通常有一种保护他人的愿望，这种愿望会演变为不愿意让自己所爱的人听到任何不好的消息或不想告诉他们任何会让他们伤心的事情。因此，当某个人经历了创伤事件后，向亲友开口就变得非常困难。这是因为这个话题是一个当事人不愿意讨论的话题。

然而，对当事人来说，与亲友分享自己经历的一切非常重要，但是把握和亲友分享的尺度有时是非常困难的。我建议当事人与亲友分享信息，使亲友能够理解当事人过去发生了什么，现在正在经历什么，未来需要什么，以便亲友提供帮助。对于当事人，在与亲友交谈之前，先考虑好自己想分享的事件要详细到什么程度，以及与亲友分享这些细节的目的。当事人需要明确自己的需求，并与亲友讨论如何更好地支持自己。

　　与亲友分享到何种程度取决于亲友是谁以及当事人与他们的关系。当倾听的人想提供帮助，当事人可以一遍又一遍地坦诚分享创伤事件的细节，这对正在处理信息并且尝试着理解发生了什么的当事人来说非常重要。一些当事人喜欢向专业的心理治疗师分享创伤事件的细节，也有一些当事人喜欢与自己的朋友分享。我们都知道，回避和拒绝谈论创伤事件会使创伤后应激障碍症状恶化，因此要鼓励当事人去分享。但我们也意识到，并不是所有人都可以接受这种分享。如果亲友难以接受创伤事件中的某些细节，他们可能产生较强烈的不适反应，也就达不到帮助当事人的目的了。如果亲友感觉自己似乎被听到的细节所困扰，他们也需要寻求专业的帮助。如果当事人在与亲友分享完创伤经历后得到消极反应，他可能无法再信任他人，也无法再与他人分享了。有时候，对当事人来说，最好的方法是慢慢说，从大的情节说起，以此验证对方是不是适合的倾听者。

　　如果当事人无法确认亲友的承受能力，最好的方法可能是先找一位心理治疗师，与其商量应该向谁倾诉，以及可以倾诉哪些事情。专业的心理治疗师可以帮助当事人组织语言框架，例如，可以根据当事人期望对方作出的反应来帮助组织叙述的内容。

　　以下是一些可以和亲友倾诉的话：

　　"我想要告诉你到底发生了什么，但是我还没有准备好回答你的问题，所以这次能不能只让我说我想说的内容然后就停止？拜托了！"

　　"我想告诉你到底发生了什么，但是我不确定你想要听多少。我会从一些大的情节开始讲起，如果你想知道更多细节，你可以问我。"

　　"我想告诉你到底发生了什么，但是我知道我肯定会哭。如果我哭的话，请你不要难过。"

"我想让你作决定。如果你不想继续听或者不想听到某些细节的话，请你告诉我。"

"我想告诉你发生了什么，但是我还没有准备好让其他人知道这些事情，所以我需要你向我保证你会保密。"

"我想告诉你到底发生了什么，但是我觉得告诉你以后可能会让你感到生气、害怕或担忧。请你在我和你交谈的时候，不要有过激的反应。"

每个人可以根据自己的习惯改变表达方式，关键点在于当事人要让支持他们的亲友知道自己需要他们做什么以及不希望他们做什么。亲友给予的不加任何评判的支持往往最能帮助当事人。如果一位父亲对自己的儿子说，自己以前就是一位退伍军人，也了解自己的儿子是一个优秀的人，理解他面临的危险和必须作出的艰难决定，为他保护战友生命的做法感到自豪和开心。这样的交流和理解就有助于治愈创伤，加强父子之间的联系。

自我疗愈之路

面对创伤是疗愈的第一步

在创伤事件发生一个月后，当事人仍出现创伤后应激障碍症状时，就需要接受正式的诊断和治疗。我们一直在强调谈论、思考、记录创伤事件和获取社会支持的重要性，因为这能够为当事人提供帮助。即使当事人未被正式诊断为创伤后应激障碍，这些方法也能减轻其症状并提高生活质量。

完成对创伤事件的情感梳理是非常重要的。悲伤的情感疏离过程是克服创伤痛苦的唯一道路。写下创伤经历或者与他人谈论创伤经历都能有效帮助当事人减少创伤带来的消极影响，逐渐恢复和适应。

对于当事人，要持续谈论创伤，一直谈论到自己觉得再也不需要去谈论的地步（或者不停写有关创伤事件的内容，包括情绪反应）。没有人可以说出具体要多久，当事人必须通过谈论或者书写将所有的情感宣泄干净，直到觉得再也不需要去谈论或者书写为止。

如果当事人觉得没有倾诉对象，可以尝试找找看。方法很多，如尝试不停地书写，给救助热线打电话，寻找一个互助小组，寻求专业人士的帮助。如果在已有的支持系统里找不到可以倾诉的人，请扩展支持系统吧！最关键的是，创伤的伤害并不会凭空消失，当事人必须处理自己的创伤，不停讨论它。

研究者在治疗出现在急诊室里，经历过创伤事件的人时，采用的治疗方法是请他们持续 45 分钟，不间断地讲述自己经历的事件。研究者将他们说的话录音保存，并让他们回家后重听自己讲的内容。研究者还请他们不要因为一些场所会引发与创伤事件相关的记忆就逃避这些场所，并教授一套简单的呼吸放松法，提醒他们要照顾好自己，善待自己。在创伤事件发生三个月后，接受上述治疗的人患上创伤后应激障碍的概率只有未接受治疗的人的一半。这表明，通过谈论创伤事件来疗愈的方法是有帮助的。

很多人不愿向朋友、家人，甚至专业人士谈起自己的创伤经历。他们担心会给别人添麻烦或者让别人痛苦，也可能对此感到窘迫、害怕或羞愧。不过，让我们思考一个问题：当你的亲友经历可怕的事件时，你是否愿意陪伴他们？大部分人的回答是肯定的。因此，当你自己受到伤害时，请允许你的亲友陪伴你。如果你接受亲友的陪伴，他们会因为自己能够帮助你而感到开心。

正念：自我疗愈的途径

正念由卡巴金（Jon Kabat-Zinn）开创，是创伤经历者缓解焦虑和应激症状的有效手段。正念强调以一种接纳的、不评判的方式，纯粹地注意当下的身心经验。当人们出现应激反应或应激障碍时，可以尝试使用正念的方式来舒缓心身。

静坐冥想是正念中最核心和最重要的技术。在静坐冥想的过程中，可以有意识、不回避、不加评价地觉察身体的各种感觉，从外部的感觉到内部的感觉，觉察自己想法的升起、发展和变化，不进行任何评价。

* * *

静坐冥想指导语

找一个安静、舒适的地方，坐在地上或椅子上，保持舒适的姿势。

闭上眼睛，开始缓慢地呼吸。缓慢地吸气，然后缓慢地呼气，尽可能放松身体，让所有杂念和压力离开你。

将注意力集中在呼吸上，感受气息在鼻子、嘴巴，甚至胸腔和腹部的流动。

如果你的思维开始飘移，不要感到失望或沮丧，用柔和的方式提醒自己，将注意力重新集中在呼吸上。

继续保持呼吸的感觉，让呼吸像一条安静的河流，缓缓流过你的身体，直到你感到平静和放松。

静坐冥想的时长可以根据个人情况而定，通常从几分钟到半小时不等，取决于你的时间和经验。

静坐冥想可以帮助人们减轻压力和焦虑，提高专注力，让内心恢复平静。无论是初学者，还是有经验的冥想者，每天坚持进行静坐冥想，可以带来积极的影响。

正念呼吸也称身体扫描，是正念训练的主要方式之一。进行坐姿练习时，脚要平放在地面，双手放在大腿上，挺直脊背，放松肩膀，专注呼吸，注意力先放到脚上，然后从下到上移动注意力，如果走神了也不要紧，看一下注意力刚刚到了哪里，将其从走神之处温柔地请回自己的身体，将这种觉察逐渐扩展到全身，这可以帮助我们的身体从紧绷状态变得逐渐舒缓。

* * *

正念呼吸指导语

找一个安静的地方，可以坐着或躺着，保持舒适的姿势。

关注你的呼吸，注意气息进出你的身体，不要强迫或改变呼吸方式，只是注意呼吸的感觉。

将注意力集中在呼吸上，感受气息在鼻子、嘴巴，甚至是胸腔和腹部的流动。

如果你的思维开始飘移，不要感到失望或沮丧，只是用柔和的方式提醒自己，将注意力重新集中在呼吸上。

在呼吸的过程中，感受自己的身体随呼吸而发生的变化。当你吸气时，你的胸腔和腹部会鼓胀，当你呼气时，它们会缩小。

如果你发现自己开始产生其他想法或情绪，不要批评自己，只是注意它们，并让它们在你的脑海中短暂停留，然后将注意力重新集中在呼吸上。

继续保持呼吸的感觉，让呼吸像一条安静的河流，缓缓地流过你的身体，直到你感到内心平静和放松。

正念呼吸的时长根据个人情况而定，通常从几分钟到半小时不等，取决于你的时间和经验。

正念行动，譬如正念行走、正念刷牙，是指在行走或刷牙等简单动作中进行的正念训练，即将全部注意力放在脚或拿着牙刷的手上，注意行走时脚的每一个动作，关注脚和腿或牙刷与牙接触的感觉，感知当下的感受。正念行动可以帮助人们更好地理解自己和周围环境的变化，增强正念和自觉的能力，使人们更敏锐地感知自己的身体和心理状态，从而更好地调整自己的行为和思维方式。同时，正念行动可以帮助人们放松身心，减少内心的烦躁和不安，增强内心平静和自我控制的能力，有助于个体更好地处理生活中的压力和挑战。

* * *

正念行走指导语

找一个平坦、安静的地方，可以是公园、海滩、田野或室内空间。

站直身体，放松肩膀和手臂，双手自然放在身体两侧或后面，双腿稍微分开，保持舒适的姿势。

开始缓慢地行走，注意脚底的感觉，感受脚底与地面的接触，以及脚步的起伏和运动。

将注意力集中在行走的过程上，感受身体姿势的变化。如果你的思维开始飘移，不要感到失望或沮丧，只是用柔和的方式提醒自己，将注意力重新集中在行走上。

注意呼吸的感觉，将呼吸和步伐相结合。当你向前迈步时，深呼吸；当你向后踏步时，缓慢呼吸。

注意周围环境的变化，注意自己的情绪和感受。如果你发现自己开始产生其他想法或情绪，不要批评自己，只是注意它们，并让它们在你的脑海中短暂停留，然后将注意力重新集中在行走上。

继续保持行走，感受脚底的接触，呼吸和步伐的相互作用，直到你感到内心平静和放松。

正念行走的时长可以根据个人情况而定，通常从几分钟到半小时不等，取决于你的时间和经验。

蝴蝶拥抱法

蝴蝶拥抱法是一种寻求和促进心理稳定的方法，可以降低精神压力，提升复原力，产生积极的自我感觉，帮助我们进入安全地带。

在做这个练习之前，请先想象一下过去生活中让你感到愉快、有安全感或被关爱的场景。同时，请想象与这个场景相联系的积极词语，让自己慢慢进入安全或平静的状态。

然后，双臂在胸前交叉，右手放在左上臂，左手放在右上臂，双手交替在两个上臂轻轻拍打，就像蝴蝶轻轻地扇动翅膀一样，慢慢拍打 4—6 次，同时静静地感受放松的感觉。

如果积极的感受不断增加，就请你再次闭上眼睛，尽情感受积极的感觉，再交替轻拍两边 4—6 次。

适当运动

研究表明，经常运动可以提高血清素水平，给个体带来愉悦的心情。《健康中国行动（2019—2030）》鼓励每周进行 3 次以上、每次 30 分钟以上的中等强度运动，或者累计 150 分钟中等强度或 75 分钟高强度的身体活动。日常生活中要尽量多动，达到每天 6000—10000 步的身体活动量。

心率变异性是一种检测自主神经活动的非侵入性指标，反映了心脏交感神经和迷走神经活动的紧张性与均衡性。瑜伽、太极等运动可以让自主神经系统的调节能力变强，改善心率变异性，帮助个体缓解紧张、愤怒和焦虑等情绪。

家人需要做什么?

有一句俗语是:"一人服役,全家服役。"这个俗语对创伤经历者来说同样适用。当亲人经历创伤事件时,整个家庭都会受影响。当亲人经历可怕的事件并感受到身体和心理上的痛苦时,整个家庭都会感到痛苦、无助。家人会因为发生在亲人身上的事而感到愤怒,家人还会自责,认为自己没有保护好自己的亲人。

创伤会改变一个人,我们很难知道这样一个被改变的人如何重新融入家庭。他可能会变得更易怒和孤僻,对噪音、细微的动作或气味产生前所未有的强烈反应;他们可能更容易哭泣,出现物质滥用行为,过度保护其他家庭成员。这些都是正常的应激反应。所有家庭成员组成了一个系统,其中一个成员的改变会影响系统中的每个人。为避免让他感到不舒服,其他家庭成员常常要小心翼翼。

当受伤的亲人处理自己的情绪(如愤怒、自责、恐惧等)时,他可能无暇顾及其他家庭成员的感受。如果其他家庭成员需要进一步了解他的情况,可以向专业的医生咨询。在了解了疾病相关知识后,就需要换位思考,尝试理解他受到了什么样的伤害。其他家庭成员必须意识到,当他发泄恐惧和愤怒时,他同时也在接受良心的谴责,认为自己给家人带来了痛苦。他对家人并不是漠不关心,也没有完全变成另一个人。其他家庭成员不需要否认他带来的影响,重要的是彼此说话的方式和态度。

其他家庭成员可以学习一些说话和表达情感的方式与技巧。当受伤的亲人处于心理高压的状态时,不应该穷追不舍地说服他,而是应该传达一个信号:"不管你经历了什么,你在我眼里没有变,依然是那么美好。作为家人，我永远无条件支持你。"

　　或许家人也无法真正抹去创伤在一个人身上和心上留下的痕迹，但家人可以和他一起去感受和努力，一起微笑面对，这就足够了。

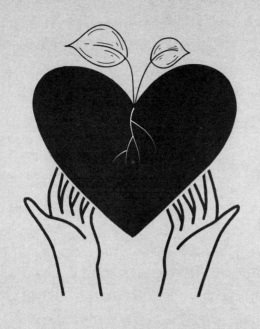

第九章

问题管理家：低强度的心理干预

心理创伤经历者数量庞大，从事心理辅导的专业人才却不多，供小于求的问题十分严重。为了适应这一现状，用有限的资源满足更多创伤经历者的心理健康需求，由经过培训的准专业人员——问题管理家（problem management plus，简称 PM+）实施低强度心理干预措施的办法应运而生。问题管理家技术简单，易于学习，适用于创伤群体。

什么是问题管理家？

2008 年，世界卫生组织启动了"精神卫生差距行动计划"，以应对现有资源与急需资源之间的巨大差异。问题管理家就是这个计划的一部分，它是由世界卫生组织开发和检验的低强度的心理干预措施，用于填补心理健康需求和获得优质心理辅导机会之间的差距。

问题管理家的第一特征是低强度，即非专家会面的低强度干预方法。高素质的心理健康专业人员是一种高成本且稀缺的资源，将传统的一对一心理辅导扩展到整个人群似乎不是一个可行的选择。自然灾害、重大公共卫生事件等突发事件发生后，波及人群广，需要大量心理援助服务，这时，一对一的心理辅导也难以满足大量涌现的心理健康需求。为了使更多的人可以接受心理辅导，临床工作者考虑以更低的干预强度达到类似的干预结果。

低强度干预是指占用专家治疗师的时间较少，以一种更有效率的方式（如团体治疗）实施干预。低强度干预旨在以可及的方式传达关键的治疗原则，用各种灵活的形式提供治疗服务，以最大限度地提高心理辅导的范围。低强度干预可以增加心理服务的途径或者速度，同时提高心理服务的灵活性、响应性和能力，在压缩服务成本的同时，让人们有了更多的选择。

问题管理家的第二个核心特征是跨诊断，即可同时对多种精神障碍患者实施干预。尽管美国精神医学学会提倡明确区分精神障碍的类别，但巴洛（David H. Barlow）等人提出了更统一的治疗方法的理论框架。他们强调，大量证据表明，焦虑障碍和抑郁症经常存在共病现象，不同类型的焦虑障碍之间也普遍存在共病现象，这为跨诊断干预方法提供了初步的框架，即强调心理教育、认知重组并防止出现情绪回避。

跨诊断干预方法指应用相同的基本治疗原则对不同的精神障碍患者实施干预，而不根据精神障碍的诊断进行有区别的干预。依据跨诊断干预方法的原则开发出来的一些干预方法也被验证是有效的，比如巴洛等人开发的情绪障碍跨诊断治疗，在患抑郁症和焦虑障碍等情绪障碍的群体中被证明是有效的。由于创伤后往往出现多种心理障碍，跨诊断干预方法就非常适用于对创伤经历者群体的干预。

问题管理家主要以认知行为疗法和人际心理治疗的相关理论和技术为基础。其干预主要包括两部分：针对个体遇到的问题进行"问题管理"（problem management）并提供协助行为转变的方法和策略（plus）。问题管理家旨在提高个体对实际问题（如失业、人际冲突）和常见心理健康问题的管理（如抑郁、焦虑、压力状态），使用"问题管理"一词而非"问题解决"，是为了强调现实生活中面临的问题不一定可以解决。我们需要意识到，即使很多人面临的很多问题（如家暴或贫困）都难以解决，但仍然有方法减少问题带来的影响。

问题管理家包括两次评估以及连续五周、每周一次的一对一会面。参与会面的是一个经过培训但不一定是心理专业人士的助人者，在之后的行文中，统一将其称为"助人者"。每次会面时长约90分钟，以便有足够的时间解释问题并采取相应的策略。每次会面之间，鼓励来访者练习相应的策略，并在之后的会面中复习，通过重复加强学习。

问题管理家的服务时间较短，无法解决一个人经历创伤后遇到的所有困难，最好可以配合其他方法。需要注意的是，问题管理家处理情绪问题非常有效，但不能作为专业诊断工具使用。

基本助人技巧

在介绍问题管理家的核心治疗策略之前，我们先了解一下心理干预的基本助人技巧。助人者和来访者建立良好的关系是核心。一段良好关系的基石是信任和尊重，这是所有心理服务必不可少的元素。以下这些基本助人技巧是所有问题管理家策略实施的前提。

其一，尊重来访者。助人者应该保持开放的态度，愿意倾听他人的新想法，真诚地对待来访者。在服务过程中，应该以尊重他人的方式为来访者提供关怀。同时，要注意文化差异，不歧视来访者的性别、年龄、语言、信仰、民族、财产状况、性取向或其他状况。这样尊重的态度对于与来访者建立良好关系至关重要。

其二，理解来访者的文化。在与来访者会面之前，助人者应该对来访者的文化背景有较好的理解。如我们之前所说，文化对来访者的反应有巨大的影响。例如，一些地区的人对心理咨询有很大偏见，来访者往往不敢告知朋友和亲人自己正在接受心理援助，否则会被视为"疯子""神经病"。

其三，保密。保密是心理服务的最高原则。助人者在处理来访者的个人信息时，必须秉持保密原则，不得向第三方透露。这是助人者的职业道德和职业责任的重要组成部分。保密也是来访者与助人者之间建立信任关系的关键，可以让来访者安全、放心地分享他们的个人问题和敏感信息。唯一需要打破保密原则的情况是，当来访者有自杀或伤害他人的意图时，助人者必须遵照法律要求，采取措施以保护服来访者和他人的安全。

其四，表达关心。向来访者表达关心是干预的重要一环。助人者需要尽己所能地了解来访者的情况，包括他们当下的情绪感受，但也要保持客观的状态，不能过分沉溺于来访者的感受。以下是一些表达关心的话语：

您经历了许多困难。

您经历了很多事。

我能听出这令您多么难过／伤心／害怕。

听起来这对您很有挑战性。

我能从您的表情中看出这对您来说有多痛苦。

我正在聆听。

其五，非言语信息。除了言语信息，沟通中还存在丰富的非言语信息。非言语信息包括身体语言、面部表情、姿势、眼神、声音、触感等。这些信息可以传达沟通者的情感、态度、意图、信任度等方面的信息，有时甚至比言语信息更有效和直接。非言语信息是心理服务的重要元素，通过非言语信息让来访者感受到助人者正在聆听，是一种表达尊重和关注的重要方式。例如，面部表情、声音的高低、语速的快慢、语气的轻重、手势的开合，都可以传达沟通者的情感状态。

非言语信息的传递往往是无意识的，但助人者需要加强这方面的训练，以增进沟通效果。例如，在来访者诉说的过程中，助人者应该保持符合来访者文化的眼神接触和点头。同时，助人者要保证自己的姿势是开放的、接纳的（例如，避免双臂交叉、抱胸或转身离开），有时还需要表达与来访者相似的情感反应。

其六，肯定来访者的坦诚。创伤经历中往往会有令人尴尬、难以启齿的部分。为了帮助来访者坦诚讲述，助人者要及时肯定来访者，甚至真诚赞扬这种坦诚：

谢谢您与我分享！

您能向我分享这些私密的经历与感受，真的很有勇气！

虽然与我谈论这些可能很难，但这将对您的恢复很有帮助。

我看到您在努力面对这些经历。

其七，认同来访者的窘境。许多来访者认为，袒露自己的负面情绪和反应会被视为软弱或病态，甚至会被责怪。在整个过程中，助人者帮助来访者消除这些误解是很重要的事。助人者可以适当增加心理健康教育，让来访者了解许多创伤经历者也有类似的感受，这些都是特殊时期的正常反应，帮助他们意识到这些反应都是可以理解的。可以参考以下话语：

经历过这样的事，您感到有压力并不奇怪。

您刚才描述的是人们在这种情况下的正常（常见）反应。

您描述的反应很多人都有。

其八，放下个人立场，不加评判。实际上，这对于助人者可能是很大的挑战，尤其是当助人者并不认同来访者的价值观或信念时。助人者始终尊重来访者的个人价值观和信念，只是聆听而不加评判，这可能是来访者从未有过的经历，会大大增加他的信任感。

其九，避免提供建议。大多数情况下，助人者不应该给来访者提供建议。助人者都会在面谈的某个时刻感到有必要提出建议，这是一种非常正常的意愿。我们常说"当局者迷，旁观者清"，有些来访者会在某个时刻想不到潜在的解决方案。这时，助人者很容易直接给来访者提供解决方案，但这样做会让他们依赖助人者，无法提高在生活中解决问题的能力。

当助人者非常希望提供建议时，可以采用一个有效的技巧：询问来访者，他们会给处于类似情况的家人或朋友提出什么建议。例如，一位创伤经历者回避社交，因为他不想成为别人的负担。这时，助人者可以询问："如果您的家人或朋友经历了类似的事件，不愿社交，您会跟他们说什么？您觉得他们是应该独自面对问题，还是应该寻求您或其他朋友的帮助呢？您会觉得帮助他们是一种负担吗？"这样的提问可以帮助他从不同角度思考自己的担忧和行为。通过这样的提问，也锻炼了来访者换位思考和解决问题的能力。

核心治疗策略

问题管理家整合了问题解决和行为治疗技术，经过 24 名国际专家审阅的问题管理家官方手册纳入四项核心治疗策略：压力管理、问题管理、行为激活和社会支持。

压力管理

当人类压力过大或感到焦虑时，身体会作出自然反应，例如，呼吸快而浅，通过胸部呼吸。这种变化可能非常细微，甚至难以察觉，但呼吸变快后可以引起一些不适症状，如头疼、胸痛、疲倦、头晕等。通过放慢呼吸，将呼吸由胸部带到腹部，能使大脑指示人放松和冷静下来，并将这个指示传递其他器官，如肌肉和心脏，使全身开始放松。平静和放松的身体状态对来访者来说很重要，尤其是在他们面临困境或者需要作出重要决定的时候。

在问题管理家中，助人者会在第一次会面时介绍简单的压力管理策略，帮助来访者应对压力和焦虑症状，增加放松的状态。压力管理已被确定为治疗创伤后应激障碍和抑郁症的有效策略，压力管理策略有助于来访者更妥善地管理焦虑和压力，在面对压力时平静下来。

问题管理家主要教授的压力管理策略是放慢呼吸，因为它容易学习，在不同文化背景下被接受的可能性比较大。在来访者专注于呼吸前，要先请他们尝试稍微放松一下身体，例如摇动手臂和腿，放松肌肉。助人者将用简单的方式引导来访者放慢呼吸，比如用计数的方式，吸气3秒，再呼气3秒。以每分钟10—12次的速度呼吸最为理想。针对每个人的不同情况，助人者鼓励来访者用自己舒服的节奏呼吸，重点是放慢呼吸，并且在呼吸的同时放松身体。

* * *

呼吸训练指导语

很多经历艰难、危险和压力重重的生活事件的人会抱怨自己被压力和焦虑压得喘不过气来。对一些人来说，压力和焦虑可能表现为压力性的想法不断充斥着他们的大脑；对另一些人来说，压力和焦虑可能会以一种生理性的方式表现出来，即他们可能感到紧张，发现自己呼吸太快或心跳变快。如果您有过这样的感觉，您首先要知道的是，您的身体产生这样的反应时是安全的，这一点非常重要。实际上，您的身体就是为此而设计的。如果您的生命真的受到了威胁，这些身体反应能让您迅速响应。换言之，您要么快速逃跑，要么反击。但不幸的是，对您来说，这些身体感受让您非常不舒服，当您没有处于危机中时，这些身体反应也没有必要存在。这些身体反应有点儿像弹簧，随着压力的增加变得越来越紧，让人不舒服。今天，我教您一个放松紧绷的"弹簧"的练习。它可能不会立刻见效，但持续练习会帮助您逐渐放松，直到您感到真正的放松和平静。

我将教您一种放松身心的呼吸方式。您可能需要一些练习才能真正感受到它的益处，我们会在每次会面结束前练习它。

这一练习专注于呼吸。当我们感到有压力时，我们的呼吸通常会缩短并加快，这导致我之前提到的许多不舒服的感觉，比如感觉紧张。因此，放慢呼吸能缓解紧张的感觉。

在我们开始之前，我想让您的身体更放松，请动一动您的肩膀和腿，让它们更松弛。请向后转动肩膀，轻轻地将头转向两侧。

现在，请把您的手放在腹部。请想象您的肚子里有一个"气球"，当您吸气时，您会把"气球"吹起来，这样您的腹部会隆起。当您呼气时，空气会从"气球"中呼出，这样您的腹部会变平。请先看我示范。我会先呼气，把我腹中所有的空气呼出（助人者需要示范腹式呼吸，试着夸大腹部的起伏，重复示范至少5次）。

好的，现在请您试着和我一起练习腹式呼吸。请记住，我们从呼气开始，先把所有空气呼出，然后再吸气。如果可以的话，请试着用鼻子吸气，用嘴呼气（请与来访者一起练习至少两分钟）。

很好！现在第二步是放慢您呼吸的速度。我们要用3秒钟吸气，3秒钟呼气，我来帮您数着。好，吸气，1、2、3。呼气，1、2、3。您注意到我数得多慢了吗？（重复大约两分钟）

非常好！当您自己练习时，不用在意是否恰好保持了3秒，您只需要尽您最大努力缓慢呼吸。记住，当您有压力时，您会呼吸得很快。好，接下来几分钟请您自己尝试练习。

助人者需要鼓励来访者定期练习，尤其是当来访者在生活中感到有压力时，让他们尝试用放慢呼吸的方式缓解紧张或压力。

问题管理

从第二次会面开始，助人者会教授来访者基本策略，以帮助他们解决实际问题。在问题管理家中，问题管理的策略包括：在选择目标问题之前，将问题分为可解决的、不可解决的和不重要的。这一步骤旨在让来访者确认，对他来说什么是重要的。通过控制那些对来访者真正重要的问题，起到支持来访者的作用。这种问题管理的策略已经在一些研究中被确认是有效的。

问题管理的方法很实用，有可能实现以下目标：把大问题分解成更易于管理的小问题；增加希望（动力）；促使来访者积极应对和采取行动，即鼓励来访者采取有意识的行动，而不仅仅是被动反应；养成解决问题的好习惯，即将问题具体化并设定目标。

在问题管理家中，问题管理的策略包括七个步骤（如表9.1所示）。

表9.1　问题管理的七步法

列出问题	√列出可解决的（可影响的或可改变的）和不可解决（不能影响或改变的）的问题
选择问题	√选择一个相对容易解决（可改变）的问题
界定问题	√选择有实际意义的问题
	√对问题的解释尽可能具体和简短
	√尽量不要包含多个问题
	√如果一个问题有多个小问题，请将其分解并分别处理

头脑风暴	√鼓励来访者提出尽可能多的解决方案（不必担心方案的优劣） √请来访者思考自己可以做什么，也想想谁能帮助他们解决问题 √考虑现有的个人优势、资源或支持 √鼓励来访者想出解决方案，而不是直接给出解决方案
选择和确定有用的解决方案	√从可能的解决方案列表中，选出最有利于解决问题的方案 √有帮助的解决方案不会给来访者或他人带来不良影响 √有帮助的解决方案需要有可操作性。例如，来访者要有足够的资金、其他资源或能力来实施该方案 √可以选择多个解决方案
制订计划	√制订一份详细的计划，包括如何以及何时实施解决方案 √帮助来访者选定执行计划的日期和时间 √如果有多个解决方案，做好方案优先级排序 √讨论可能需要的资源（例如，开销、交通、他人的协助等） √使用辅助工具提醒来访者执行计划（备忘录、日程表）
回顾	√此步骤在来访者尝试执行行动计划之后的下一次会面中进行 √讨论来访者执行了什么，以及这对需要解决的问题有什么影响 √讨论在执行计划时遇到的困难 √评估来访者上周完成计划的进度，讨论并计划下周可以做些什么来进一步管理问题

行为激活

许多人经历创伤事件或逆境时都会出现抑郁症状。虽然不同的人可能会有不同的抑郁症状表现，但通常会包括疲惫、绝望、持续低落的情绪、缺乏动力或对平常感兴趣的事物失去兴趣。此外，抑郁的人也可能出现躯体化症状，例如疼痛、胃不舒服。在症状持续一段时间后，许多人会开始退缩，回避日常活动。这些情况通常出现在经历创伤、失去亲人、失业或失去重要事物后备感哀伤的人身上。

通常，抑郁症状造成广泛的回避，如回避社交活动、令人愉快的活动（当事人从前感兴趣的活动）和日常活动（如家务、上班、照顾自己等）。回避这些活动会进一步加重抑郁症状，使其情绪持续低落。此时，他们更难以重新开始正常的生活，这使他们陷入回避日常活动和情绪低落的恶性循环中。

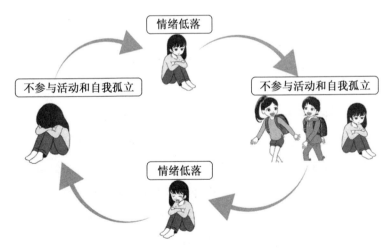

图 9.1　情绪低落和回避活动的恶性循环

行为激活策略的目的是增加在生活中积极强化的机会，直接解决抑郁的显著特征之一——惰性。在问题管理家中，这种策略被称为

"坐言起行，持之以恒"，鼓励来访者逐渐参与愉快的、任务导向的活动，以改善情绪和功能。

行为激活的具体步骤包括：首先，向来访者解释"要先行动，才能得到动力和积极感受"的重要理念，不要等到有动力时才开始行动。向来访者介绍回避活动的恶性循环，鼓励他们开始行动。其次，帮助来访者找到能够参与的活动。这些活动可以是他们以前喜欢但现在不参与的活动，如逛公园、遛狗，甚至只是给家人打一个电话。再次，将任务分解成小而可行的步骤，以适应来访者情绪低落和缺乏动力的情况。这可以避免任务过于沉重，同时有助于改善情绪、建立信心和增加效能感。最后，与来访者一起制定任务计划，如每天固定的时间进行某项活动，以帮助他们更好地完成任务。

* * *

"坐言起行，持之以恒"的指导语

对于处于困境、丧失和生活压力事件中的人，出现低落情绪并容易感到疲倦是普遍存在的现象。随着时间推移，如果低落情绪没有改善，就会开始感到缺乏能量和动力去做过去很容易做到的事。他们可能发现自己不再喜欢曾经带来快乐的活动，这会形成一个恶性循环：情绪越低落，就越有可能回避参与活动，导致情绪进一步低落。我们把这个循环称为"情绪低落和回避活动的恶性循环"。

不幸的是，这个循环会让人陷入其中而不能自拔。人们通常会想，等我感觉好转后，我再开始做事。或许他们认为，只有感觉精力充沛才能积极参与活动，但实际上，只有积极参与活动才会感觉精力充沛。很多人在开始参与活动前不会感觉好转。要打破这个恶性循环，首先需要参与一些活动，即使不喜欢也要做。请记住，许多人只有在参与活动后才会感觉好起来。

开始行动是最难的。一旦开始参与活动，就更容易继续做下去。

表9.2　建议活动列表

个人兴趣活动
√吃一顿美食
√读自己感兴趣的书或杂志
√放松和冥想
√烹饪
√听音乐
√唱歌或演奏乐器
√跳舞
√从事艺术活动（如绘画）
√摘花或插花
√写作
√去自己感兴趣的地方
√看看旧照片
√钓鱼

社交活动
√拜访朋友（一起用餐或聚会）
√联系家人（给外地的父母打电话）
√参加社区活动
√跟好友视频通话

照顾自己
√养成规律的作息
√洗澡
√换衣服
√梳理头发
√打扫房间
√给自己做一顿饭

* * *

小技巧：给自己创造惊喜

日复一日的工作和生活会让人感到枯燥和乏味，人们往往期盼生活中出现惊喜，但也知道创造惊喜是很耗费精力和时间的事情。心理咨询中往往会用到一个帮助人们激活行为、改善情绪的技巧，即"给自己创造惊喜"。

首先，请想几件自己一个月或半年都没做过的感兴趣或曾经感兴趣的事情。接着，请从中选一件比较容易实现的事情，制定完成计划。例如，你很久没去爬山或没去公园划船了，就先去爬一次山或划一次船。完成计划后，请反馈自己的感受。之前有的人曾说，他好像找回了久违的快乐，确实给自己创造了惊喜。人的大脑往往对常见的刺激习以为常，而对很久没做过的事情感到兴奋。当你情绪低落或者感到无趣时，请也去尝试给自己创造惊喜。

社会支持

情绪困扰会影响个体获得援助的能力。哀伤是典型的情绪困扰。哀伤的人常常自我孤立，他们认为重要的人已经不在自己身边，与其他人的相处便没有意义，或认为没人能理解自己的经历和感受。处于哀伤中的人可能会出现抑郁症状，如情绪低落、缺少能量和对事物失去兴趣。长期的自我孤立严重影响身心健康。通过增强人际关系，可以改善情绪状态，提高日常生活能力。研究发现，在各类人群中（包括遭受创伤的人群），感知到他人的支持与更好的心理健康结果具有正相关。

在问题管理家中，建立社会支持的目的是优化来访者参与生活的能力，包括从其他人或特定机构获得情感和实际支持的能力，以及自己为自己提供支持的能力。通过前期的治疗，来访者可能已经重新获得一些对生活的控制感，可以考虑增强他的社会支持。

为了增强社会支持，助人者通常会采取以下策略。第一，向来访者介绍社会支持的相关概念。对于不同的人，人际关系和社会支持的含义可能是不同的。第二，助人者与来访者一起讨论并选择巩固人际关系的方法，如向他人倾诉或与其他社区组织联系。第三，如果来访者想联系某个人或某个机构，助人者可以帮助他们制订具体的计划，如确定致电或访问的时间，确定拟讨论的问题或拟采取的行动。

＊ ＊ ＊
建立社会支持的指导语

"社会支持"这个词对不同的人可能有不同的意义。对一些人来说，这可能意味着与信任的人分享自己面临的困难和感受，或者只是花时间与朋友或家人相聚而不谈及具体问题。对另一些人来说，这可能意味着向信任的人寻求资源或完成某项工作所需的知识。对其他人来说，这可能意味着与社区组织或机构联系从而获得支持。这些都是有帮助的，对于减少困难和痛苦都非常有效。您觉得有没有什么方法可以增强您的社会支持？

很多人在与他人谈论自己的问题或向他人寻求帮助时会感到不安。其中一个原因是，他们担心自己会给对方带来负担，但事实并非如此。当人们听到朋友讲述问题时，他们通常会分享自己的问题，甚至可能反过来寻求帮助。单方面倾诉或寻求帮助的情况是很少见的。倾听他人的困难可能会帮助您了解自己遇到的问题，特别是当您认为自己是唯一遇到问题的人时，这会更有帮助。

人们得不到他人支持的另一个原因是他们没有可以信任的人。如果您认为您没有可以信任的人，我们可以进一步讨论如何找到一个可以信任的人，好吗？

实施流程

问题管理家通常包含 5 次面谈，每次 90 分钟。每周 1 次的频率较为理想，具体频率要根据来访者的需要和具体情况而定。问题管理家有自己标准的结构和流程，其准则是：鼓励助人者尽可能按照建议的步骤和时间去会面，以使每一次会面可以合理地涵盖所需的策略。不过，根据来访者的实际情况，灵活使用手册也是可以的。例如，在帮助有严重抑郁且只有少量实际问题的来访者时，助人者可能需要更多时间和来访者讨论和实施"坐言起行，持之以恒"的行为激活策略，减少问题管理部分的时间。

五次会面的结构大致如下：第一次会面时，助人者进行动机访谈以提高来访者的参与度，提供关于逆境中常见反应的信息，向来访者传授基本的压力管理策略（如放慢呼吸等）。这些策略在每次会面结束前都要练习，以加强学习。第二次会面时，助人者和来访者讨论并选择一个主要问题，使用问题管理策略。之后助人者介绍行为激活策略，鼓励来访者逐渐参与愉快的和任务导向的活动，以改善情绪和功能。第三、第四次会面时，助人者支持来访者继续应用问题管理策略、行为激活策略和压力管理策略，并介绍增强社会支持网络的策略。第五次会面是收尾会面，助人者和来访者回顾学到的策略，探讨如何保持健康，如何帮助他人，并评估来访者的状态。

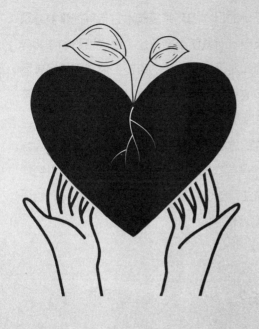

第十章

香自苦寒来：创伤后的成长

金继是一种有几百年历史的日本陶艺修复技术。与其他修复方法不同，金继不掩盖陶器的破损，而是使用掺有金、银或铂粉的漆将碎片重新连接起来。修复后的陶器仍然有破碎的痕迹，但整件作品美丽如初，甚至增加了生命力和故事感。创伤事件也可能使人心碎，但努力修复之后，生命同样会更厚重，更有力量。

苦难可以带来积极变化的思想早已存在。很多文学作品中就包含人们在困境中挣扎时产生的深层次的变化的描写。但直到 20 世纪中期，它才逐渐被心理学家关注，创伤心理学和积极心理学领域开始讨论创伤事件可能带来的积极变化。

什么是创伤后的成长？

"危机"两个字既蕴含了危险和祸患，又蕴含了机会和机遇。在"危"中看到"机"，才能获得生命的升华。心理学中"创伤后成长"的概念就是在解释人们在应对生活挑战的过程中所获得的积极的心理变化。

创伤后的成长由特德斯基（Richard Tedeschi）教授和卡尔霍恩（Lawrence Calhoun）教授提出，指在逆境中忍受心理痛苦并与之斗争的人获得的积极成长。特德斯基认为，创伤后的成长主要表现在三个方面——人际关系、生活哲学和对自我的认知。

首先，在经历创伤事件后，人际关系会得到改善。在灾难发生后，很多人都深刻理解了什么叫作"一方有难，八方支援"；在经历意外和暴力事件后，当事人也常常能感受到家人的照顾、支持和温暖。有了创伤经历，人们会发现自己与他人的关系更亲密，更能意识到人际关系和社会支持的重要性，更珍惜身边的亲人和朋友。创伤事件除了能增加人与人之间的亲密感，还能增加一个人的同理心。人们可以通过理解另一个与自己有类似经历的人而获得情感倾诉的途径，进而得到更多的社会支持。

其次，在经历创伤事件后，生活哲学观也会改变。人们开始重新审视自己的生活，更了解生命的意义，并调整生活中事情的优先级。例如，更重视亲情和友情，将时间放在学习和工作上。人们还更能够面对生死问题，看重生命的体验价值，对生命有更多的欣赏。有些人在尝试着理解并接受创伤事件的过程中，对自己的信仰也更坚定和虔诚。

最后，在经历创伤事件后，对自我的认知也发生变化。我们常说创伤会使人变得强大，这源于创伤后人们的效能感更强，变得更自信。同时，很多人也习得了情绪管理的能力和应对挑战的技巧，这些都使人更强大。

在特德斯基提出"创伤后的成长"的概念后，很多学者也做了相关研究，发现创伤后的成长主要表现在以下七个方面：

- 更珍惜生命。
- 有更好的人际关系，更懂得欣赏他人。
- 有更多的同理心和利他主义。
- 更能接纳生活中新的可能性或目标。
- 对自身优势有更清晰的认知并加以利用。
- 精神状态更好。
- 增强创造力。

灵感之源：创伤增强创造力

自古以来就有"苦难可以增加成功机会"的思想。例如："吃得苦中苦，方为人上人。""故天将降大任于是人也，必先苦其心志，劳其筋骨……"经历逆境的人们必须找到解决问题的方法，因而增强创造力，创伤经历者亦如此。

与一般人群相比，具有高创造力的人往往经历过逆境。大量研究发现，许多杰出人物出身于贫困家庭。西蒙顿（Simonton，1994）指出，天才群体里存在一种"孤儿效应"，即那些获得杰出成就的人在童年时期丧失父亲或者母亲的比例要高于普通人群。一项对天才群体的研究发现，大约超过四分之一的天才在 10 岁时失去父亲或母亲（Eisenstadt，1978）。艾伯特（Albert，1990）的分析也指出，杰出人才在进入各自擅长的领域之前，丧失父亲或母亲的比例为 22%—31%。孤儿效应在作家群体中尤其明显，高达 55% 的作家有丧亲的经历（Simonton，1994）。在 20 世纪 722 位杰出的中国作家中，那些一生经历苦难和挫折的作家更可能在晚年因创造性写作而获奖（Niu & Kaufman，2005）。

阿尔德温和萨顿（Aldwin & Sutton，1998）提出，在儿童时期经历逆境的人往往会经历社会孤立，由此学会站在社会规则之外看事物，从不同的角度看待整个世界。金和奈特（Kim & Knight，2018）指出，具有创造性思维的人会从其社会排斥的经验中获得与他人不同的感觉，从而保持独立的自我概念。创造力需要独特的视角和想法，需要用非常规、非传统的方式来看待世界。逆境经历可以为人们提供产生创造性想法所必需的认知灵活性。

心理学家齐克森米哈伊（Mihaly Csikszentmihalyi）认为，尽管早期失去父母的经历有消极作用，但它也迫使儿童更早地承担责任，在超出常人预期的状况下成长。斯滕伯格（Robert J. Sternberg）也指出，或许创伤本身并不是问题的关键，创伤经历对儿童的创造动机、生活适应产生的影响才是关键。经历逆境的人必须找到与挑战相关的问题解决方案，为发展创造力提供动力。

创造力在经历创伤和逆境后反而增强了，反映了创伤后的成长不仅仅体现在主观信念上（也就是精神和信念更强大了），也发生在认知过程中。我所属的研究团队在芦山地震后进行了一项研究，探讨创伤和创造力的关系。我们分别在地震发生后的一个半月、半年和一年测量了当地中小学生幸存者的创伤后应激障碍症状、心理韧性和创造性思维。结果发现，早期创伤后应激障碍症状负向预测一年时的创造性思维。对于这一发现，我们并不感到惊讶。

正如前文所述，大多数情况下，创伤事件会对一个人产生许多负面影响，这其中包括与认知功能紧密相关的创造力。在经历创伤事件后，很多人的认知能力受损，创伤后应激障碍患者完成认知任务时处理速度较慢，这种变化会削弱其洞察力。同样，创伤暴露会导致执行功能受损，而执行功能通常反映综合性认知功能的水平，对于处理复杂信息至关重要。这些都体现了创伤经历对创造力的损害，这么说来，为什么说它也可以使人获得更多灵感呢？这是因为创伤对创造力的影响是双重的，既有积极影响，也有消极影响。

为了考察创伤与创造力的关系，我所属的研究团队引入心理韧性作为观察变量，观察心理韧性在其中发挥的调节效应。心理韧性是帮助人们积极应对创伤经历，恢复甚至超越以前的心理健康水平的重要因素。高心理韧性的人能够最大化利用内部的心理资源（如毅力和自我效能）和外部资源（如社会支持），还能在压力环境中找到积极的意义。对于高心理韧性的人，其早期的创伤后应激障碍症状会正向预测创造性思维。也就是说，他们可以从创伤经历中获益，有更丰富的创造性思维（如图 10.1 所示）。

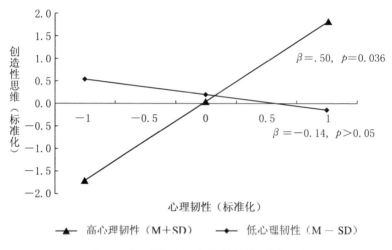

图 10.1　经历创伤后心理韧性对创造性思维的预测

　　创造力可以在经历创伤后得到提升，这是因为人们原先的认知结构受到挑战，必须发展出新的认知结构来适应新状态。尽管这一过程可能是痛苦的和困难的，但成功的适应会构建出新的意义，形成更复杂的视角。不过，它的前提条件是，创伤经历者的心理韧性水平较高。我们之所以要帮助创伤经历者从不同的角度看待创伤事件，发现其潜在意义，就在于这不仅可以减轻其应激症状，而且可以增强创造力。

成长的有效策略

美国心理学会为创伤经历者群体出版的应对手册中，包含促进恢复和创伤后的成长的有效策略。

- 建立良好的人际关系。
- 不将危机视为无法解决和不可控制的事。
- 接受变化，变化是生命中必不可少的部分。
- 向着目标前进。
- 下定决心，采取行动。
- 寻找机会，发现自我。
- 培养对自己的积极看法。
- 从过往经历中学习。
- 对未来保持希望。
- 照顾自己。

在此，我也提出三点促进创伤后成长的关键因素。

肩负成长的责任

不论以何种方式促成创伤后的成长，创伤经历者都必须意识到，自己才是人生的主人，未来的生活如何度过，责任在于自身。助人自助是心理咨询的黄金准则，它也意味着主观改变的意图是成功的关键。心理严重受创的人必须心怀希望，未来他们成为什么样的人，是他们要为自己作出的重要决定。

重新诠释生命的意义

讲故事是人的本能，人会自然地将个人经历编入"自传"中，在这个过程中不断理解生命的意义。讲故事时，除了可以梳理个人的记忆，也可以梳理思想、情感和行为。创伤往往会打断甚至颠覆人们既定的人生故事，使原先的世界观破碎。在人们已有的人生经历中，对自我、世界的认知和对故事发展的期望都与创伤经历相悖。此时，创伤经历者开始不会讲故事了，脑中出现很多问题：为什么偏偏是我？为什么会发生这种事？我还是曾经的自己吗？世界到底是什么样的？他们往往迷失自我，在讲述创伤经历时会非常痛苦，因而不愿提及这段过往。

然而，唯有讲述创伤经历才能重建自我认知，重新理解生命的意义。在重新阐释创伤事件的过程中，创伤经历者不断调整自己的认知，缓和既有世界观与创伤带来的新认知之间的矛盾，借此形成更适应真实世界的新世界观。

想要实现创伤后的成长，在讲述过程中要达到四个目标：

- 明白生活已经完全改变，自己回不去了。
- 旧的世界观已不再适用，需要建立新的世界观。
- 找到生命中最重要的事。
- 规划未来的生活。

实现这四个目标后，就会领悟自己在创伤经历中学到的东西。最终，创伤经历者记住的不是真实发生的创伤事件，而是他对创伤事件的新解读。

当然，讲故事时也有一些技巧。要尽可能用积极、乐观的态度面对和陈述创伤事件。可以借助隐喻和格言找到乐观的视角，重新建构意义。辩证思维也非常重要，创伤事件中往往蕴含自相矛盾的信息，辩证看待得失也是创伤经历者必修的一课。

与支持相伴

人类经历创伤后往往会向他人寻求支持，这或许是人类进化的结果。在远古时期，人类一旦受伤就会退回社群之中，寻求他人的庇护。社会支持是公认的影响创伤后的成长的重要因素之一。

此时，人们往往需要一个好听众，这个好听众需要满足专心倾听、提供恰当的建议和及时伸出援手这三个特点。特德斯基和卡尔霍恩提出"良好同伴关系"模型，良好的同伴尊重创伤经历者对事件的叙述和感受，保持"旁观者清"的立场，适时提供新的认知图式或看待创伤的新视角。

创伤经历者要学会在旧的社会关系的基础上建立新的社会关系，习得与他人相处、沟通、互助等人际交往策略。当然，不能让社会支持成为他们恢复的拐杖，过度依赖他人可能阻碍成长。要提供建议而不是直接的帮助，把主动权和控制感留给创伤经历者本人。

参考文献

布威佐热姆·艾力，程锦，梁一鸣，付琳，刘正奎. (2018). 灾后儿童抑郁与创伤后应激障碍症状关系的两年追踪. *科学通报*, *63*, 2071—2080.

耿富磊，范方，张岚. (2012). 汶川地震后 18 个月都江堰地区青少年睡眠问题共患PTSD、抑郁、焦虑状况. *中国临床心理学杂志*, *20*, 172—175.

胡光涛，李学成，李敏，王国威，贺英，杨兰，等. (2010). 汶川地震 1 周年救援官兵心理应激状况及危险因素分析. *第三军医大学学报*, *32*, 607—610.

健康中国行动推进委员会. (2019). *健康中国行动 (2019—2030 年)*.https://www.gov.cn/xinwen/2019-07/15/content_5409694.htm

蒋霞，朱菊红，张兰，朱秀杰. (2013). 舟曲泥石流灾后儿童创伤后应激障碍与应对方式的关系. *中国神经精神疾病杂志*, *39*, 489—492.

梁一鸣，杨璐溪，席居哲，刘正奎. (2022). 睡眠问题在创伤后应激障碍各症状间的独特作用：基于交叉滞后网络分析模型. *心理学报*, *54*, 1206—1215.

梁一鸣，郑昊，刘正奎. (2020). 震后儿童创伤后应激障碍的症状网络演化. *心理学报*, *52*, 1301—1312.

林崇德，伍新春，张宇迪，臧伟伟，周宵，戴艳. (2013). 汶川地震 30 个月后中小学生的身心状况研究. *心理发展与教育*, *29*, 631—640.

刘爱忠，谭红专，周价，李硕颀，杨土保，王洁如，等. (2003). 洪灾区儿童创伤性应激障碍的流行病学研究. *中国公共卫生*, *19*, 447—449.

刘正奎，刘悦，王日出. (2017). 突发人为灾难后的心理危机干预与援助. *中国科学院院刊*, *32*, 166—174.

刘正奎，吴坎坎，王力. (2011). 我国灾害心理与行为研究. *心理科学进展*, *19*, 1091—1098.

宋端铁，顾克胜，邵永聪，刘杰，盛文斌，叶恩茂，等. (2011). 汶川地震救援军人创伤后应激障碍两年随访及影响因素分析. *军事医学*, *35*, 573—577.

王文超，伍新春，田雨馨，周宵. (2018). 青少年创伤后应激障碍和创伤后成长对亲社会行为的影响：生命意义的中介作用. *心理发展与教育*, *34*, 33—40.

王文锦. (2001). *礼记译解*. 北京：中华书局.

吴坎坎，张雨青，张宁，刘寅，陈正根，王力. (2010). 震后极重灾区幸存者创伤后应激障碍症状的结构探析. *中国临床心理学杂志*, *18*, 60—62.

伍志刚，刘爱忠，谭红专，周价，李硕欣，杨土保，等. (2003). 洪灾区成人 PTSD 及其危险因素的研究. *中国临床心理学杂志*, *11*, 173—175.

向莹君，袁萍，熊国玉，董毅强，马道川，刘之月，等. (2010). 汶川地震灾区 1960 名中学生创伤后应激障碍症状调查. *中国心理卫生杂志*, *24*, 17—20.

徐勇，张克让，刘中国，杨辉，宋丽萍，薛云珍，等. (2005). SARS 患者、疫区公众 PTSD 的对照研究. *中国临床心理学杂志*, *13*, 210—212.

周宵，伍新春，安媛媛，王文超，田雨馨. (2017). 事件相关反刍量表在地震后青少年群体中的适用性研究. *中国临床心理学杂志*, *25*, 1001—1006.

周宵，伍新春，曾旻，田雨馨. (2016). 青少年的情绪调节策略对创伤后应激障碍和创伤后成长的影响：社会支持的调节作用. *心理学报*, *48*, 969—980.

Albert, R. S. (1990). Identity, experiences, and career choice among the exceptionally gifted and eminent. In M. A. Runco & R. S. Albert (Eds.), *Theories of creativity* (pp. 13–34). Sage Publications, Inc.

Aldwin, C. M., & Sutton, K. (1998). A developmental perspective on post-traumatic growth. In R. G. Tedeschi, C. L. Park, & L. G. Calhoun (Eds.), *Post-traumatic growth: Positive changes in the aftermath of crisis* (pp. 43–63). Mahwah, NJ: Lawrence Erlbaum.

American Psychiatric Association (2013). *Diagnostic and statistical manual of mental disorders* (5th ed.). Washington, DC: American Psychiatric Association.

Armour, C., Fried, E. I., Deserno, M. K., Tsai, J., & Pietrzak, R. H. (2017). A network analysis of DSM-5 post-traumatic stress disorder symptoms and correlates in US military veterans. *Journal of Anxiety Disorders, 45,* 49–59.

Artuch-Garde, R., González-Torres, M. D. C., de La Fuente, J., Vera, M. M., Fernández-Cabezas, M., & López-García, M. (2017). Relationship between resilience and self-regulation: A study of Spanish youth at risk of social exclusion. *Frontiers in Psychology, 8,* 612.

Atwoli, L., Stein, D. J., Koenen, K. C., & McLaughlin, K. A. (2015). Epidemiology of post-traumatic stress disorder: Prevalence, correlates and consequences. *Current opinion in Psychiatry, 28,* 307.

Barlow, D. H., Farchione, T. J., Bullis, J. R., Gallagher, M. W., Murray-Latin, H., Sauer-Zavala, S., ... & Cassiello-Robbins, C. (2017). The unified protocol for transdiagnostic treatment of emotional disorders compared with diagnosis-specific protocols for anxiety disorders: A randomized clinical trial. *JAMA Psychiatry, 74*(9), 875–884.

Bartels, L., Berliner, L., Holt, T., Jensen, T., Jungbluth, N., Plener, P., ... & Sachser, C. (2019). The importance of the DSM-5 post-traumatic stress disorder symptoms of cognitions and mood in traumatized children and adolescents: Two network approaches. *Journal of Child Psychology and Psychiatry, 60,* 545–554.

Benjet, C., Bromet, E., Karam, E. G., Kessler, R. C., McLaughlin, K. A., Ruscio, A. M., ... & Koenen, K. C. (2016). The epidemiology of traumatic event exposure worldwide: Results from the World Mental Health Survey Consortium. *Psychological Medicine, 46,* 327–343.

Birkeland, M. S., Greene, T., & Spiller, T. R. (2020). The network approach to posttraumatic stress disorder: A systematic review. *European Journal of Psychotraumatology, 11,* 1700614.

Bomyea, J., Risbrough, V., & Lang, A. J. (2012). A consideration of select pre-trauma factors as key vulnerabilities in PTSD. *Clinical Psychology Review, 32,* 630–641.

Bonanno, G. A. (2004). Loss, trauma, and human resilience: Have we underestimated the human capacity to thrive after extremely aversive events? *American Psychologist, 59,* 20–28.

Bonanno, G. A. (2005). Resilience in the face of potential trauma. *Current Directions in Psychological Science, 14,* 135–138.

Bonanno, G. A., & Diminich, E. D. (2013). Annual Research Review: Positive adjustment to adversity trajectories of minimal impact resilience and emergent resilience. *Journal of Child Psychology and Psychiatry, 54,* 378–401.

Bonanno, G. A., Keltner, D., Noll, J. G., Putnam, F. W., Trickett, P. K., LeJeune, J., &

Anderson, C. (2002). When the face reveals what words do not: Facial expressions of emotion, smiling, and the willingness to disclose childhood sexual abuse. *Journal of Personality and Social Psychology, 83,* 94–110.

Bonanno, G. A., Westphal, M., & Mancini, A. D. (2011). Resilience to loss and potential trauma. *Annual Review of Clinical Psychology, 7,* 511–535.

Borman, G. D., & Overman, L. T. (2004). Academic resilience in mathematics among poor and minority students. *The Elementary School Journal, 104,* 177–195.

Braun-Lewensohn, O. (2015). Coping and social support in children exposed to mass trauma. *Current Psychiatry Reports, 17,* 1–10.

Breslau, N., Kessler, R. C., Chilcoat, H. D., Schultz, L. R., Davis, G. C., & Andreski, P. (1998). Trauma and post-traumatic stress disorder in the community: The 1996 Detroit Area Survey of Trauma. *Archives of General Psychiatry, 55,* 626–632.

Brewin, C. R., Dalgleish, T., Joseph, S. (1996). A dual representation theory of post-traumatic stress disorder. *Psychological Review, 103,* 670–686.

Britt, T. W., Dickinson, J. M., Moore, D., Castro, C. A., & Adler, A. B. (2007). Correlates and consequences of morale versus depression under stressful conditions. *Journal of Occupational Health Psychology, 12,* 34–47.

Bryant, R. A., Creamer, M., O'Donnell, M., Forbes, D., McFarlane, A. C., Silove, D., & Hadzi-Pavlovic, D. (2017). Acute and chronic posttraumatic stress symptoms in the emergence of posttraumatic stress disorder: A network analysis. *JAMA Psychiatry, 74,* 135–142.

Cao, X., Wang, L., Cao, C., Fang, R., Chen, C., Hall, B. J., & Elhai, J. D. (2019). Sex differences in global and local connectivity of adolescent posttraumatic stress disorder symptoms. *Journal of Child Psychology and Psychiatry, 60,* 216–224.

Cheng, J., Liang, Y. M., Zhou, Y. Y., Eli, B., & Liu, Z. K. (2019). Trajectories of PTSD symptoms among children who survived the Lushan earthquake: A four-year longitudinal study. *Journal of Affective Disorders, 252,* 421–427.

Cheng, J., Liang, Y., Fu, L., & Liu, Z. (2018). Post-traumatic stress and depressive symptoms in children after the Wenchuan earthquake. *European Journal of Psychotraumatology, 9,* 1472992.

Copeland, W. E., Keeler, G., Angold, A., & Costello, E. J. (2007). Traumatic events and posttraumatic stress in childhood. *Archives of Psychiatry, 64,* 577–584.

Csikszentmihalyi, M. (1996). *Flow and the psychology of discovery and invention.* New York: Harper Collins.

De Haan, A., Landolt, M. A., Fried, E. I., Kleinke, K., Alisic, E., Bryant, R., ... & McKinnon, A. (2020). Dysfunctional post-traumatic cognitions, post-traumatic stress and depression in children and adolescents exposed to trauma: A network analysis. *Journal of Child Psychology and Psychiatry, 61,* 77–87.

Egeland, B., Carlson, E., & Sroufe, L. A. (1993). Resilience as process. *Development and Psychopathology, 5,* 517–528.

Ehlers, A., & Clark, D. M. (2000). A cognitive model of post-traumatic stress disorder. *Behaviour Research and Therapy, 38,* 319–345.

Eisenstadt, J. M. (1978). Parental loss and genius. *American Psychologist, 33,* 211.

Eisold, B. K. (2005). Notes on lifelong resilience: Perceptual and personality factors implicit in the creation of aparticular adaptive style. *Psychoanalytic Psychology, 22,* 411–425.

Elhai, J. D., Contractor, A. A., Palmieri, P. A., Forbes, D., & Richardson, J. D. (2011). Exploring the relationship between underlying dimensions of post-traumatic stress disorder and depression in a national, trauma-exposed military sample. *Journal of Affective Disorders, 133,* 477–480.

Elhai, J. D., Grubaugh, A. L., Kashdan, T. B., & Frueh, B. C. (2008). Empirical examination of a proposed refinement to DSM-IV post-traumatic stress disorder symptom criteria using the National Comorbidity Survey Replication data. *Journal of Clinical Psychiatry, 69,* 597–602.

Elwood, L. S., Hahn, K. S., Olatunji, B. O., & Williams, N. L. (2009). Cognitive vulnerabilities to the development of PTSD: A review of four vulnerabilities and the proposal of an integrative vulnerability model. *Clinical Psychology Review, 29,* 87–100.

Elzinga, B. M., & Bremner, J. D. (2002). Are the neural substrates of memory the final common pathway in posttraumatic stress disorder (PTSD)? *Journal of Affective Disorders, 70,* 1–17.

Fan, F., Long, K., Zhou, Y., Zheng, Y., & Liu, X. (2015). Longitudinal trajectories of post-traumatic stress disorder symptoms among adolescents after the Wenchuan earthquake in China. *Psychological Medicine, 45,* 2885–2896.

Fergus, S., & Zimmerman, M. A. (2005). Adolescent resilience: A framework for understanding healthy development in the face of risk. *Annual Review of Public Health, 26,* 399–419.

Fergusson, D. M., & Lynskey, M. T. (1996). Adolescent resiliency to family adversity. *Journal of Child Psychology and Psychiatry, 37,* 281–292.

Filipas, H. H., & Ullman, S. E. (2006). Child sexual abuse, coping responses, self-blame, post-traumatic stress disorder, and adult sexual revictimization. *Journal of Interpersonal Violence, 21,* 652–672.

Finkelhor, D., Ormrod, R. K., & Turner, H. A. (2009). The epidemiology of childhood victimization. *Journal of Interpersonal Violence, 24,* 711–731.

Flores, E., Cicchetti, D., & Rogosch, F. A. (2005). Predictors of resilience in maltreated and nonmal treated Latino children. *Developmental Psychology, 41,* 338–351.

Foa, E. B., & Kozak, M. J. (1986). Emotional processing of fear: Exposure to corrective information. *Psychological Bulletin, 99,* 20–35.

Ford, J. D., Elhai, J. D., Ruggiero, K. J., & Frueh, B. C. (2009). Refining post-traumatic stress disorder diagnosis: Evaluation of symptom criteria with the National Survey of Adolescents. *Journal of Clinical Psychiatry, 70,* 748–755.

Galatzer-Levy, I. R., Huang, S. H., & Bonanno, G. A. (2018). Trajectories of resilience and dysfunction following potential trauma: A review and statistical evaluation. *Clinical Psychology Review, 63,* 41–55.

Ge, F., Yuan, M., Li, Y., Zhang, J., & Zhang, W. (2019). Changes in the network structure of post-traumatic stress disorder symptoms at different time points among youth survivors: A network analysis. *Journal of Affective Disorders, 259,* 288–295.

Geng, F., Li, S., Yang, Y., Zou, J., Tu, L., & Wang, J. (2021). Trauma exposure and post-traumatic stress disorder in a large community sample of Chinese adults. *Journal of Affective Disorders, 291,* 368–374.

Gilbertson, M. W., Shenton, M. E., Ciszewski, A., Kasai, K., Lasko, N. B., Orr, S. P., et al. (2002). Smaller hippocampal volume predicts pathologic vulnerability to psychological trauma. *Nature Neuroscience, 5,* 1242–1247.

Gloria, C. T., Faulk, K. E., & Steinhardt, M. A. (2013). Positive affectivity predicts successful and unsuccessful adaptation to stress. *Motivation and Emotion, 37,* 185–193.

Hart-Moxon, K. (1962). *I am Alive.* New York: Abelard-Schuman

Helpman, L., Rachamim, L., Aderka, I. M., Gabai-Daie, A., Schindel-Allon, I., & Gilboa-Schechtman, E. (2015). Post-traumatic symptom structure across age groups. *Journal of Clinical Child and Adolescent Psychology, 44,* 630–639.

Helpman, L., Zhu, X., Suarez-Jimenez, B., Lazarov, A., Monk, C., & Neria, Y. (2017). Sex differences in trauma-related psychopathology: A critical review of neuroimaging literature (2014–2017). *Current Psychiatry Reports, 19,* 1–13.

Herman, J. L. (1992a). Complex PTSD: A syndrome in survivors of prolonged and repeated trauma. *Journal of Traumatic Stress, 5,* 377–391.

Herman, J. L. (1992b). *Trauma and recovery.* New York: Basic books.

Janoff-Bulman, R. (1989). Assumptive worlds and the stress of traumatic events: Applications of the schema construct. *Social Cognition, 7,* 113–136.

Janoff-Bulman, R. (2010). *Shattered assumptions.* New York, NY: Simon and Schuster.

Keane, T. M., Marshall, A. D., & Taft, C. T. (2006). Post-traumatic stress disorder: Etiology, epidemiology, and treatment outcome. *Annual Review of Clinical Psychology, 2,* 161–197.

Kim, S., & Knight, B. G. (2018). Caregiving subgroups differences in the associations between the resilience resources and life satisfaction. *Journal of Applied Gerontology, 37,* 1540–1563.

Kumpfer, K. L. (1999). Factors and processes contributing to resilience: The resilience framework. In M. D. Glantz & J. L. Johnson (Eds.), *Resilience and development: Positive life adaptations* (pp. 179–224). New York: Kluwer Academic/Plenum Press.

Lai, B. S., Lewis, R., Livings, M. S., Greca, A. M., & Esnard, A. (2017). Post-traumatic stress symptom trajectories among children after disaster exposure: A review. *Journal of Traumatic Stress, 30,* 571–582.

Leung, P. W., Wong, W. C., Chen, W. Q., & Tang, C. S. (2008). Preval and determinants of child maltreatment among high school students in Southern China: A large scale school based survey. *Child and Adolescent Psychiatry and Mental Health, 2,* 27.

Levy-Gigi, E., Richter-Levin, G., Okon-Singer, H., Keri, S., & Bonanno, G. A. (2016). The hidden price and possible benefit of repeated traumatic exposure. *Stress, 19,* 1–7.

Li, J., Wang, W., Hu, W., Yuan, Z., Zhou, R., Zhang, W., & Qu, Z. (2021). Validation of post-traumatic stress disorder (PTSD) and complex PTSD in Chinese children as per the ICD-11 proposals using the International trauma questionnaire. *European Journal of Psychotraumatology, 12,* 1888525.

Li, S., Rao, L. L., Ren, X. P., Bai, X. W., Zheng, R., Li, J. Z., ... & Liu, H. (2009). Psychological typhoon eye in the 2008 Wenchuan earthquake. *PLOS ONE, 4,* e4964.

Liang, Y., Cheng, J., Ruzek, J., & Liu, Z. (2019). Post-traumatic Stress Disorder following the 2008 Wenchuan earthquake: A 10-year systematic review among highly exposed populations in China. *Journal of Affective Disorder, 243,* 327–339.

Liang, Y., Li, F., Zhou, Y., & Liu, Z. (2021). Evolution of the network pattern of post-traumatic stress symptoms among children and adolescents exposed to a disaster. *Journal of Anxiety Disorders, 77,* 102–330.

Liang, Y., Zheng, H., Cheng, J., Zhou, Y., & Liu, Z. (2021). Associations between post-traumatic stress symptoms, creative thinking, and trait resilience among Chinese adolescents exposed to the Lushan earthquake. *Journal of Creative Behavior, 55,* 362–373.

Liang, Y., Zhou, Y., & Liu, Z. (2019). Traumatic experiences and post-traumatic stress disorder among Chinese rural-to-urban migrant children. *Journal of Affective Disorders, 257,* 123–129.

Liang, Y., Zhou, Y., Ruzek, J., & Liu, Z. (2020). Patterns of childhood trauma and psychopathology among Chinese rural-to-urban migrant children. *Child Abuse & Neglect, 108,* 104691.

Liu, H., Petukhova, M. V., Sampson, N. A., Aguilar-Gaxiola, S., Alonso, J., Andrade, L. H., ... & Kawakami, N. (2017). Association of DSM-IV post-traumatic stress disorder with traumatic experience type and history in the World Health Organization World Mental Health Surveys. *JAMA Psychiatry, 74,* 270–281.

Liu, Z., Liu, Y., Zhang, Y., Chen, Z., & Hannak, W. J. (2014). Developing a Chinese PTSD

Inventory (CPI) based on interviews with earthquake victims in Sichuan. *Psychological Journal, 3,* 101–112.

Lowell, A., Suarezjimenez, B., Helpman, L., Zhu, X., Durosky, A., & Hilburn, A., et al. (2018). 9·11-related PTSD among highly exposed populations: A systematic review 15 years after the attack. *Psychological Medicine, 48,* 537–553.

Lukaschek, K., Kruse, J., Emeny, R. T., Lacruz, M. E., von Eisenhart Rothe, A., & Wig, K. H. (2013). Lifetime traumatic experiences and their impact on PTSD: A general population study. *Social Psychiatry and Psychiatric Epidemiology, 48,* 525–532.

Masten, A. S., & Narayan, A. J. (2012). Child development in the context of disaster, war, and terrorism: Pathways of risk and resilience. *Annual Review of Psychology, 63,* 227–257.

McChesney, G. C., Adamson, G., & Shevlin, M. (2015). A latent class analysis of trauma based on a nationally representative sample of US adolescents. *Social Psychiatry and Psychiatric Epidemiology, 50,* 1207–1217.

McLaughlin, K. A., Koenen, K. C., Hill, E. D., Petukhova, M., Sampson, N. A., Zaslavsky, A. M., & Kessler, R. C. (2013). Trauma exposure and post-traumatic stress disorder in a national sample of adolescents. *Journal of the American Academy of Child & Adolescent Psychiatry, 52,* 815–830.

Meichenbaum, D. (2006). Resilience and posttraumatic growth: A constructive narrative perspective. In L. G. Calhoun & R. G. Tedeschi (Eds.), *Handbook of posttraumatic growth: Research and practice* (pp. 355–367). Mahwah, NJ: Erlbaum.

Menard, C. B., Bandeen-Roche, K. J., & Chilcoat, H. D. (2004). Epidemiology of multiple childhood traumatic events: Child abuse, parental psychopathology, and other family-level stressors. *Social Psychiatry and Psychiatric Epidemiology, 39,* 857–865.

Moshier, S. J., Bovin, M. J., Gay, N. G., Wisco, B. E., Mitchell, K. S., Lee, D. J., … Keane, T. M. (2018). Examination of post-traumatic stress disorder symptom networks using clinician-rated and patient-rated data. *Journal of Abnormal Psychology, 127,* 541–547.

Niu, W. & Kaufman, J. C. (2005). Creativity in troubled times: Factors associated with recognitions of Chinese literary creativity in the 20th century. *The Journal of Creative Behavior, 39,* 57–67.

Nooner, K. B., Litrownik, A. J., Thompson, R., Margolis, B., English, D. J., Knight, E. D., ... & Roesch, S. (2010). Youth self-report of physical and sexual abuse: A latent class analysis. *Child Abuse & Neglect, 34,* 146–154.

Norris, F. H., Friedman, M. J., Watson, P. J., Byrne, C. M., Diaz, E., & Kaniasty, K. (2002). 60000 disaster victims speak: Part I: An empirical review of the empirical literature 1981–2001. *Psychiatry: Interpersonal & Biological Processes, 65,* 207–239.

Nöthling, J., Simmons, C., Suliman, S., & Seedat, S. (2017). Trauma type as a conditional risk factor for post-traumatic stress disorder in a referred clinic sample of adolescents. *Comprehensive Psychiatry, 76,* 138–146.

Nylund, K., Bellmore, A., Nishina, A., & Graham, S. (2007). Subtypes, severity, and structural stability of peer victimization: What does latent class analysis say? *Child Development, 78,* 1706–1722.

O'Donnell, M. L., Schaefer, I., Varker, T., Kartal, D., Forbes, D., Bryant, R. A., ... & Felmingham, K. (2017). A systematic review of person-centered approaches to investigating patterns of trauma exposure. *Clinical Psychology Review, 57,* 208–225.

Osofsky, J. D., Osofsky, H. J., Weems, C. F., King, L. S., & Hansel, T. C. (2015). Trajectories of post-traumatic stress disorder symptoms among youth exposed to both natural and technological disasters. *Journal of Child Psychology and Psychiatry, 56,* 1347–1355.

Perkonigg, A., Kessler, R. C., Storz, S., & Wittchen, H. U. (2000). Traumatic events and post-traumatic stress disorder in the community: Prevalence, risk factors and comorbidity. *Acta Psychiatrica Scandinavica, 101,* 46–59.

Perrin, M., Vandeleur, C. L., Castelao, E., Rothen, S., Glaus, J., Vollenweider, P., & Preisig, M. (2014). Determinants of the development of post-traumatic stress disorder, in the general population. *Social Psychiatry and Psychiatric Epidemiology, 49,* 447–457.

Phillips, R. D., Wilson, S. M., Sun, D., Workgroup, V. M. A. M., Morey, R., Van Voorhees, E., ... & Beckham, J. C. (2018). Post-traumatic stress disorder symptom network analysis in US Military Veterans: Examining the impact of combat exposure. *Frontiers in Psychiatry, 9,* 608.

Rosellini, A. J., Liu, H., Petukhova, M. V., Sampson, N. A., Aguilar-Gaxiola, S., Alonso, J.,

... & Kessler, R. C. (2018). Recovery from DSM-IV post-traumatic stress disorder in the WHO World Mental Health surveys. *Psychological Medicine, 48,* 437–450.

Ross, J., Murphy, D., & Armour, C. (2018). A network analysis of DSM-5 post-traumatic stress disorder and functional impairment in UK treatment-seeking veterans. *Journal of Anxiety Disorders, 57,* 7–15.

Russell, J. D., Neill, E. L., Carrion, V. G., & Weems, C. F. (2017). The network structure of post-traumatic stress symptoms in children and adolescents exposed to disasters. *Journal of the American Academy of Child and Adolescent Psychiatry, 56,* 669–677.

Saleebey, D. (2000). Power in the people: Strengths and hope. *Advances in Social Work, 1,* 127–136.

Scheier, M. F., & Carver, C. S. (1993). On the power of positive thinking: The benefits of being optimistic. *Current Directions in Psychological Science, 2,* 26–30.

Seedat, S., Nyamai, C., Njenga, F., Vythilingum, B. C., & Stein, D. J. (2004). Trauma exposure and post-traumatic stress symptoms in urban African schools: Survey in Cape Town and Nairobi. *The British Journal of Psychiatry, 184,* 169–175.

Sesar, K., Šimić, N., & Barišić, M. (2010). Multi-type childhood abuse, strategies of coping, and psychological adaptations in young adults. *Croatian Medical Journal, 51,* 406–416.

Shonkoff, J. P., Garner, A. S., Siegel, B. S., Dobbins, M. I., Earls, M. F., Garner, A. S., et al. (2012). The lifelong effects of early childhood adversity and toxic stress. *Pediatrics, 129,* e232–e246.

Simms, L. J., Watson, D., & Doebbeling, B. N. (2002). Confirmatory factors analyses of post-traumatic stress symptoms in deployed and nondeployed veterans of the Gulf War. *Journal of Abnormal Psychology, 111,* 637–647.

Simons, R. L., Wu, C. I., Lin, K. H., Gordon, L., & Conger, R. D. (2000). A cross-cultural examination of the link between corporal punishment and adolescent antisocial behavior. *Criminology, 38,* 47–80.

Simonton, D. K. (1994). *Greatness: Who makes history and why.* New York: Guilford Press.

Simonton, D. K. (2012). Creative genius as a personality phenomenon: Definitions, methods, findings, and issues. *Social and Personality Psychology Compass, 6,* 691–

706.

Snyder, C. R. (1994). *The psychology of hope: You can get there from here.* Simon and Schuster.

Spitzer, R. L., First, M. B., & Wakefield, J. C. (2007). Saving PTSD from itself in DSM-V. *Journal of Anxiety Disorders, 21,* 233–241.

Steinberg, A. M., Brymer, M. J., Decker, K. B., & Pynoos, R. S. (2004). The University of California at Los Angeles post-traumatic Stress disorder reaction index. *Current Psychiatry Reports, 6,* 96–100.

Sternberg, R. J. (Ed.). (1999). *Handbook of creativity.* Cambridge University Press.

Tedeschi, R. G., & Calhoun, L. G. (2004). Post-traumatic growth: Conceptual foundations and empirical evidence. *Psychological Inquiry, 15,* 1–18.

Terr, L. C. (1991). Childhood traumas: An outline and overview. *American Journal of Psychiatry, 148,* 10–20.

Turner, H. A., Finkelhor, D., & Ormrod, R. (2007). Family structure variations in patterns and predictors of child victimization. *American Journal of Orthopsychiatry, 77,* 282–295.

Vaughn-Coaxum, R. A., Wang, Y., Kiely, J., Weisz, J. R., & Dunn, E. C. (2018). Associations between trauma type, timing, and accumulation on current coping behaviors in adolescents: Results from a large, population-based sample. *Journal of Youth and Adolescence, 47,* 842–858.

Von Stockert, S. H., Fried, E. I., Armour, C., & Pietrzak, R. H. (2018). Evaluating the stability of DSM-5 PTSD symptom network structure in a national sample of US military veterans. *Journal of Affective Disorders, 229,* 63–68.

Wamser-Nanney, R., Howell, K. H., Schwartz, L. E., & Hasselle, A. J. (2017). The moderating role of trauma type on the relationship between event centrality of the traumatic experience and mental health outcomes. *Psychological Trauma: Theory, Research, Practice, and Policy, 10,* 499–507.

Wright, K. M., Britt, T. W., Bliese, P. D., Adler, A. B., Picchioni, D., & Moore, D. (2011). Insomnia as predictor versus outcome of PTSD and depression among Iraq combat veterans. *Journal of Clinical Psychology, 67,* 1240–1258.

Wu, K. K., Leung, P. W., Wong, C. S., Yu, P. M., Luk, B. T., Cheng, J. P., ... & Lam,

L. C. (2019). The Hong Kong survey on the epidemiology of trauma exposure and posttraumatic stress disorder. *Journal of Traumatic Stress, 32,* 664–676.

Wu, Z., He, Y., & Li, H. (2009). What has disaster left in our psychology? The origin trauma psychology and the brain mechanism of post-traumatic stress response. *Advances in Psychological Science, 3,* 639–644.

Yue, X. D., & Rudowicz, E. (2002). Perception of the most creative Chinese by undergraduates in Beijing, Guangzhou, Hong Kong, and Taipei. *The Journal of Creative Behavior, 36,* 88–104.

Zhai, Y., Liu, K., Zhang, L., Gao, H., Chen, Z., Du, S., ... & Guo, Y. (2015). The relationship between post-traumatic symptoms, parenting style, and resilience among adolescents in Liaoning, China: Across-sectional study. *PLOS ONE, 10,* e0141102.

Zhou, X., & Wu, X. (2016). The relationship between rumination, posttraumatic stress disorder and posttraumatic growth among Chinese adolescents after earthquake: A longitudinal study. *Journal of Affective Disorders, 193,* 242–248.

v.

后 记

创伤是人类普遍的经历。无论是在个人层面还是在社会层面，我们都会面临各种创伤事件。了解创伤心理学，学会应对创伤，是每个人的必修课，也是强韧社会心理体系的重要组成部分。创伤常常被人们视为一种命运的不幸，但我们应该认识到，创伤也意味着成长和发展。就像"危机"这个词所显示的，创伤不只带来危险，也带来机遇。

创伤心理学的理论和研究是从科学的角度解读和应对创伤，写一本既包括创伤领域的经典理论和前沿进展，又包括创伤后的自我疗愈的书，是我的写作初衷。为此，在写作过程中，我努力用通俗的语言、生动的比喻和更多案例来解读理论和研究，希望这本书可以帮助经历过创伤事件的当事人、心理学爱好者和创伤心理学的初学者。作为创伤心理学领域的年轻学者，难免积累不足，恳请各位读者和专家指正。

感谢我的学生魏晨光、杨艺涵、周云琦、黄琪，他们付出了巨大的努力，整理创伤心理学领域的研究进展，参与本书初稿的写作；感谢师妹陈雅茹为我提供宝贵的建议和思路；感谢2021—2023年参与"创伤心理学实验室"的同学，他们在组会上分享了许多具有启发性的研究和生动的案例，尤其是李奕初、孙悦、范玮琳、周子琦、张茗睿、池乐瑶、赵熠明、吴睿瑶、刘静洋、倪星雨、沈芝羽和金武，他们提供的颇具价值的素材已汇编入本书。感谢上海教育出版社和华东师范大学心理与认知科学学院对本书的大力支持，尤其感谢编辑金亚静和王蕾细致的工作！

　　在本书中，我强调了中国创伤心理学团队的高水平研究，多次提及在某些重要议题上仍缺乏中国的研究数据。尽管在 2008 年汶川特大地震发生后，中国的创伤心理学研究迅速发展，但仍存在不足之处。希望未来中国学者能发出更多的声音，为创伤心理学的发展贡献更多智慧和力量。

梁一鸣

2023 年 6 月

扫码进入

心灵疗愈

主题／沙龙

心理自测点
世界权威测试法
让你更了解自己

心理疗愈课
实用心理治愈术
唤醒心灵正能量

心知识读库
同社心理学书库
在线学习"心"知识

自我诊疗室
从自诊到疗愈
守护你的心理健康

图书在版编目（CIP）数据

走出创伤的阴霾：心理创伤的形成、疗愈与超越 /
梁一鸣著. — 上海：上海教育出版社，2023.10
（俊秀青年书系）
ISBN 978-7-5720-2223-4

Ⅰ.①走… Ⅱ.①梁… Ⅲ.①精神疗法－研究 Ⅳ.①
R749.055

中国国家版本馆CIP数据核字(2023)第180129号

责任编辑　金亚静　王　蕾
封面设计　闻人印画

俊秀青年书系
走出创伤的阴霾：心理创伤的形成、疗愈与超越
梁一鸣　著

出版发行　上海教育出版社有限公司
官　　网　www.seph.com.cn
地　　址　上海市闵行区号景路159弄C座
邮　　编　201101
印　　刷　上海昌鑫龙印务有限公司
开　　本　890×1240　1/32　印张 7.5　插页 1
字　　数　173 千字
版　　次　2023年10月第1版
印　　次　2023年10月第1次印刷
书　　号　ISBN 978-7-5720-2223-4/B·0051
定　　价　59.00 元

如发现质量问题，读者可向本社调换　电话：021-64373213